ちくま新書

薬物依存症

松本俊彦
Matsumoto Toshihiko

1333-4

薬物依存症【目次】

第4章　薬物依存症からの回復――自助グループが発見したもの　145

第5章　精神科医療に求められるもの　173

はじめに

†「今度、ムショから出てきたら、土のなかに埋めてやる！」

いまから一〇年以上昔、覚せい剤取締法ですでに何度か逮捕歴がある芸能人が、またしても逮捕されるという事件がありました。よくある話ではあります。そして、これまたよくあるように、マスメディアの報道はその芸能人に対するバッシング報道の嵐となりました。

興味深かったのは、逮捕された芸能人の親友とされる人の反応でした。その親友もまた芸能人――屈強な体躯《たいく》を持ち、喧嘩っ早いことで有名な人でした――であり、前回の刑務所出所以来、ずっと彼の支援をしてきたとのことでした。

私は、テレビレポーターからの取材責めにあった際のその人の発言を、いまでもはっきりと覚えています。曰く、「前にムショから出たときには、アバラ骨が折れるほどヤキを入れてやったのに、あの野郎、またクスリを使いやがって。今度、ムショから出てきたら、土のなかに埋めてやる！」

彼は決して視聴者のウケを狙ったわけではなかったはずです。むしろ本気だったと思います。なぜなら、あまりの悔しさに目を充血させ、顔を苦しげに歪め、まさに「憤懣《ふんまん》やるかたない」という表情だったからです。テレビを眺めながら私は、「これが一般の人たち、それも、善意あふれる人の感覚なのだな……」とため息をついた記憶があります。

あたりまえの話ですが、罰の痛みによって人を薬物依存症から回復させることはできません。もしも肋骨が折れるほど殴りつけたり、土のなかに埋めたりすることが有効な治療法であるならば、専門医としての私は、とうの昔に格闘技の特訓を受けるか、さもなければ土木作業員に教えを請うて、「すばやく穴を掘る」技術を習得する努力をしてきたはずです。しかし私は、その必要性を感じたことなど、もちろんありません。

†つくられたイメージ

この「土の中に埋めてやる」と発言された方は、薬物依存症者について、「やめようと思えば根性でやめられるのにやめられない、だらしがない快楽主義者だ」と思っていたのでしょう。これは現在の日本社会でも一般的なイメージで、薬物依存症について多くの方が「怖い」「だらしない」「意志が弱い」「ダメ人間」「快楽主義者」「反社会的組織の人」などのイメージを持っているように思います。どれもネガティブなイメージばかりです。

しかし、よく考えてみれば、そのようなイメージには根拠がないことがわかるはずです。たとえば、皆さんの知り合いに、覚せい剤や危険ドラッグ、大麻といった薬物に手を出して依存症になってしまった人、もしくは薬物依存症者に振り回されて大変な思いをした、という人はいますでしょうか？　ほとんどの方が、そんな人は知り合いにいない、と答えられるのではないでしょうか。

もちろん、そういった人が知り合いにいる、という方もいるでしょう。しかし、そのような方は、わが国ではかなり少数派の部類に入るはずです。というのも、幸いなことに、欧米諸国に比べると日本では薬物問題はさほど深刻ではなく、国民の多くは薬物とは無縁の人生を送っているからです。

日本では、だいたいの人は、「生の」薬物依存症者をじかに知ることもなく、薬物依存症の何たるかを直接知る機会を持つことはありません。つまり、多くの人は、薬物依存症者に対するイメージを、どこかで聞いた伝聞的な情報をもとにつくりあげているのです。

それでは、薬物依存症のイメージをかたちづくるうえで、多くの人に素材を提供している情報源としては、どのようなものがあるでしょうか。

おそらく中高年の方であれば、一九八〇年代に日本民間放送連盟が麻薬撲滅啓発キャンペーンで制作したCMのキャッチコピー、「覚せい剤やめますか、それとも人間やめますか」の印象が強いかもしれません。一方、比較的若年の方であれば、中学・高校時代に学校で行われた、「ダメ。ゼッタイ。」で知られる薬物乱用防止教育でしょうか。

それから、年代を問わず、薬物事件で逮捕された芸能人やミュージシャン、スポーツ選手といった人に関するニュース番組やワイドショー番組、あるいは週刊誌の記事などの影響もかなり大きいでしょう。そのような情報を通じて、薬物依存症に関する自分なりのイメージを形成したという人は、相当に多いのではないでしょうか。

なかには、凶悪な殺人事件の犯人がたまたま過去に違法薬物の使用歴があったなどといった情報から、薬物依存症に対するネガティブなイメージを抱くにいたったという人もいることでしょう。

しかし、これらの情報は、薬物依存症の本当の姿をどこまで正しく伝えているのでしょうか。

†薬物依存症になりやすい人とは

私は、薬物依存症の治療と研究を専門とする精神科医です。二〇年あまり前に薬物依存症治療の専門病院に勤務したのをきっかけに、以来、多くの薬物依存症患者と出会い、深くかかわってきました。そして現在は、国立精神・神経医療研究センターで、薬物依存症に関する調査・研究に従事するかたわら、薬物依存症治療のための専門外来を担当しています。

そのような専門家としての立場から見ると、一般の人たちは薬物依存症に関して多くの誤解を抱いており、そのことが薬物依存症患者の社会復帰を妨げていると感じています。なかでも、特に無用に人を不安にし、薬物依存症の当事者や家族を絶望させる誤解は、「一回でも薬物を使ってしまうと依存症になってしまい、人生がおしまいになる」というものです。

もちろん、一回でも覚せい剤を使ったことがある人と一回も使ったことがない人を比べれば、将来、覚せい剤依存症に罹患するリスクは前者の方がはるかに高いのは当然ですが、それはあくまでも統計学的な話です。現実には、「覚せい剤を使ったことがあるが自分には合わなかった。だから、もう一度使いたいとは思わない」という人や、「二〇年くらい前、若くてヤンチャしていた頃は、仲間と一緒に使っていた時期があったが、いまはまったくやりたいとか思わないし、後遺症みたいなものもない」という人は、現実には相当数存在するのです。そして、薬物依存症になった人のなかでも、立派に回復し、薬物なしの生活を送りながら社会に大きな貢献をし、活躍している人もたくさんいます。

それでは、ここで一つ質問です。

薬物に手を出した人のすべてが依存症になるわけではないのだとしたら、一体どのような人が依存症になりやすいのでしょうか。

意外に思うかもしれませんが、人が薬物をくりかえし使うようになるのは、必ずしも薬物によってもたらされる快感のせいとは限りません。アルコール（くわしくは本書第1章で説明しますが、これも立派な薬物です）がそのよい例です。飲酒習慣を持つ人のなかで、「自分は、最初からアルコール飲料の味に強烈な快感を覚えた」という人はめずらしい部類に入ります。むしろ多くは、「飲み会の雰囲気が好き」「しらふのときよりもオープンな交流ができた気がする」「大人の仲間入りをした気がした」といった、人との「つながり」ができる感覚に好ましさを感じ、そうした親密な雰囲気のなかで飲酒経験をくりかえすなかで、時間をかけてアルコールの「おいしさ」に目覚め、あるいは学んでいくのではないでしょうか。

覚せい剤のような違法薬物でも、本質的にはそれと同じです。つまり、人が薬物に手を出すのもまた、多くの場合、「つながり」を得るためなのです。実際、薬物を使うことによってある集団から仲間として見なされたり、大切な人との絆が深まったり、あるいは、薬物の効果によって一時的に緊張感や不安感がやわらぎ、ずっと悩んでいた劣等感が解消された気になって、苦手な人づきあいが可能となったりします。その結果、その人は「つながり」を手に入れるわけです。

思うに、薬物使用が本人にもたらす最初の報酬とは、快感のような薬理学的効果ではなく、関係性という社会的効果です。そして、忘れてはならないのは、違法な薬物を使ってでも人とつながりたいと願う人は、それほどまで強く、「自分にはどこにも居場所がない」「誰からも必要とされていない」という痛みを伴う感覚に苛《さいな》まれ、あるいは、人との「つながり」から孤立している可能性がある、ということです。

とはいえ、薬物には依存性――人の脳と心を「ハイジャック」し、その人の物の考え方や感じ方を支配する性質――があるのもまた事実です。そして、心に痛みを抱え、孤立している人ほど、薬物が持つ依存性に対して脆弱です。そのような人は、あっという間に薬物によって脳と心を「ハイジャック」され、気づくと、仲間に背を向け、大切な人を裏切ってでも薬物を使うようになってしまいます。もはや薬物は人とつながるためのツールではなくなり、むしろ「つながり」を破壊して人を遠ざけ、世間の騒々しさを遮蔽して、自分の殻に閉じこもるためのツールへと変化しています。

これが、人が薬物依存症という病気に罹患していくプロセスなのです。

私はかねてより、薬物依存症とは「孤立の病」であると考えてきました。つまり、孤立している人が「つながり」を求めた結果、かえって孤立を深めてしまうという、実に皮肉な病気です。もう少し高尚ないいまわしで、こういいかえてもよいでしょう――曰く、「痛みは人を孤立させ、孤立は薬物を吸い寄せる、そして、薬物はその人をますます孤立させるのだ」と。

ここまでいえば、先ほどの問いかけ――「同じように薬物に手を染めながらも、なぜ一部の人だけが薬物依存症に罹患するのか」――の答えは、おのずと明らかではないでしょうか。それは、その人が痛みを抱え、孤立しているからです。だからこそ私は、薬物依存症の回復支援においては、薬物という「物」を規制・管理・排除することではなく、痛みを抱え孤立した「人」を支援することに重点を置く必要があると信じています。

†本書の構成

さて、今回、私が筆を執り、本書を上梓しようと考えたのは、薬物依存症――それも、とりわけわが国最大の薬物問題である覚せい剤の依存症――に関して、多くの人が抱いている誤解を解きたいと考えたからです。そして、そのようにして誤解を解くことが、薬物依存症を抱えている本人とその家族が安心して助けを求められる社会、薬物依存症から回復しやすい社会を作り上げる端緒となり、結果的に、診察室で日々自分が向き合っている薬物依存症患者の回復にも資すると信じるからです。

本書は、大まかに三つのセクションから構成されています。

第Ⅰ部（第1章・第2章）では、薬物依存症とはどのような病気かを理解し、現在、わが国ではどのような薬物が問題となっているのかなど、薬物依存症に関する基本的な知識を整理することを試みました。

第Ⅱ部（第3章〜第7章）では、薬物問題を解決するための具体的な方策を吟味し、罰則強化や規制強化の限界を明らかにし、必要とされる専門的な治療や支援を具体的に論じています。

そして第Ⅲ部（第8章・第9章）です。ここでは、薬物依存症を根っこまで掘り下げ、社会として薬物問題とどのように向き合うべきなのかについて、私の考えるところを主張しています。

最後までおつきあいいただけますと幸いです。

第Ⅰ部「薬物」と「依存症」

第1章

薬物依存症とはどのような病気なのか

†なぜクスリを使いたくなるのか

かつて私が刑務所で薬物乱用離脱プログラムの講師を務めたときの話です。私は、覚せい剤絡みの受刑者たちに、「覚せい剤をやめられず、親分・アニキ的な立場の人からヤキを入れられたことがあるという人、挙手してみて」と質問してみました。

すると、間髪おかずに全員が手を挙げてくれました。まあそうでしょう。受刑者はいずれも覚せい剤取締法の累犯《るいはん》者で、ほぼ全員が複数回以上の逮捕歴を持っていました。「はじめに」で述べた例のように、おそらく家族や友人、恋人といった周囲の人が怒り心頭となってしまう場面は少なからずあったはずです。しかし、それが歯止めとはならなかったことは、彼らがまさにいま刑務所にいる、という事実によって証明されているわけです。

続けて私は、「ヤキを入れられてどんな気分になったか」と質問を投げかけてみました。すると、今度は全員が黙り込んでしまいました。しかし、気まずい沈黙の後、ある一人の受刑者が意を決したように口を開いてくれたのです。

「余計にクスリをやりたくなった」

すると、この発言に、それまで黙り込んでいた受刑者全員がいっせいに顔を上げ大きく肯いたのです。その迫力のある光景を、私はいまでも鮮明に覚えています。

私の質問はすべて確信犯的なものでした。自身の臨床経験から、再使用によって最も失望しているのは、周囲の誰よりも薬物依存症者自身であることを知っていたからです。「また使ってしまった」という自己嫌悪と恥辱感、しかし、依存症に罹患した脳は、その感情が生じるや否や、「とてもシラフじゃいられない」という感覚でその人を圧倒し、覚せい剤への欲求を呼び覚ますのです。なかには、「こんな自分は消えた方が世の中のためだ」などと考えて、死のうとして、いつもの何倍もの覚せい剤を注射したという人もいました。「余計にクスリをやりたくなった」とは、要するにそういう意味なのです。そしていかなる理由からであれ、薬物を使えば使った分だけ進行するのが依存症です。その意味では、「ヤキを入れた」周囲の思惑は反対の結果を招いたことになるわけです。

罰の痛みでは、人を薬物依存症から回復させることはできません。覚せい剤取締法違反で逮捕された者の再犯率は、他の犯罪に比べても高く、繰り返し同じ罪名で逮捕されていることがわかっています。事実、法務省犯罪白書によれば、覚せい剤取締法事犯者はわが国の刑務所受刑者のおよそ三割を占めていますが、そのうちの六五パーセントが再犯者です。このことは、同じ人がくりかえし同じ罪状で逮捕され、何度も刑務所に入っているという現実を意味しています。

ついでにいえば、私のこれまでの臨床経験では、覚せい剤依存症患者の再使用は刑務所出所直後が最も多い傾向があります。他の薬物やアルコール依存症でもそうです。患者が薬物を再使用したり、再飲酒したりするのが最も多いのは、精神科病院を退院した直後なのです。つまり、どこかに閉じ込めて物理的に依存性薬物と切り離しても、いつかはそこから解放されます。あの、自由を奪われた後の解放感こそが、薬物依存症者の薬物欲求を最も刺激するものなのです。

それでは、薬物依存症とはどのような病気なのでしょうか。

1　薬物とは何か

薬物依存症について説明する前に、そもそも「薬物とは何なのか」を明らかにしておきましょう。

本書でいう薬物とは、正しくは中枢神経作用薬、つまり、脳に作用して、私たちの思考や感情、そして行動に影響を与える化学物質のことを意味します。

薬物＝中枢神経作用薬には様々な種類があります。一方の極には、覚せい剤やコカイン、ヘロインといった違法薬物がありますが、他方の極には、医薬品、アルコール、さらにはコーヒー、タバコといった嗜好品《しこう》の成分として含まれているものもあります。そう考えてみると、もちろん薬物によってその健康被害の程度や依存性には大きな違いはあるものの、「自分は薬物とは完全に無縁だ」といえる人など、まず存在しないといえるでしょう。

†人間社会と薬物の歴史

人類の歴史をふりかえってみると、薬物は、実に数奇な運命をたどってきました。当初、薬物は宗教的な儀式や祭事のときにだけ用いられる神聖なもの、神に近づくための聖なる物でした。アルコールはもとより、コカインや大麻、あるいは、ペヨーテのようなある種のサボテンに含まれる幻覚物質なども、シャーマンが呪術的な儀式を執り行う際に欠かせない道具でした。それから、中世においてイスラム僧が夜通し教典を読みあげる際には、眠気覚ましとして、赤い木の実を煮詰めて得られる黒い飲み物は必需品でした――そう、それがコーヒーの起源であり、人類のカフェインとの出会いです。

近代になると、これらの薬物は医薬品として用いられるようになりました。近代において、阿片《あへん》やコカインは麻酔薬として用いられていたことはよく知られていますし、一九世紀のヨーロッパでは、統合失調症患者に対する鎮静剤として阿片チンキや蒸留酒が処方されていました。その当時には、今日では保健政策上の重要課題となっているアルコールやタバコ（ニコチン）でさえも、強壮剤の一種として用いられていた事実があります。

ついでにいうと、わが国で深刻な社会問題となっている覚せい剤（メタンフェタミン）もまた、そもそもは、漢方薬のマオウからエフェドリンの抽出に成功した東京帝国大学医学部薬学科教授長井長義《ながよし》が、気管支喘息《ぜんそく》の治療薬とした発明したものなのです。そして、戦前においては、うつ病の治療薬として使われていたこともありました。

時代が下って現在に近づき、社会全体が豊かになってくると、これらの薬物の多くは、庶民の日常生活に欠かせない嗜好品となります。典型的なのはアルコールでしょう。かつては、一部の大富豪を除けば、お祭りの日や結婚式など、特別な日にしか口にすることができなかったものが、やがて、一日の終わりに庶民が仕事の疲れを癒す嗜好品として日常的に用いられるようになりました。

しかし、このあたりから薬物の弊害が表面化するようになるのです。豊かな社会のなかで経済格差が広がるにつれて、過重な労働と貧困にあえぐ人たちが日々のつらい生活をやり過ごすための道具として、これらの薬物は大量に消費されるようになりました。その結果、人々の勤労意欲が損なわれて生産性が落ちるとともに、様々な健康被害、あるいは、暴力事件や交通事故といった社会的問題が引き起こされ、ますますコミュニティにおける経済的格差が拡大していったわけです。

この段階をもって、「神聖なもの」として人類の歴史に登場した薬物は、「医薬品」や「日常的嗜好品」という役割を経て、最後は「社会の敵」という立場にまで転落するわけです。そして、ある薬物は、法令によって使用や所持が規制されて「違法なもの」となり、法に逆らってそれを用いた人は、犯罪者としてコミュニティの埒外《らちがい》に排除されるようになりました。まだ、別の薬物は、規制こそされないものの、度を超した使用を続ける者は軽蔑の目を向けられ、コミュニティにおいて肩身の狭い思いをして生きることを余儀なくされました。

†なぜ人類は薬物を手放さないのか

このような健康被害や社会的問題の原因となっているにもかかわらず、私たち人間は、今日に至るまでなかなか薬物を完全に手放そうとはしていません。

たとえば、社会的に許容されている薬物であるアルコールやカフェインも、歴史のなかではその使用や売買を禁止された時代があります。アルコールに関しては米国の禁酒法が有名です。それから、カフェインにしても、一六世紀初頭に、イスラム世界ではコーヒーを飲むことが反宗教的行為と見なされ、メッカ内にあるすべてのコーヒー豆が焼かれ、さらには、コーヒーを売買した者や飲んだ者が鞭打ちの刑に処される、という弾圧が行われたことがありました。それにもかかわらず、今日まで、アルコールやカフェインは世界中の多くの国で消費され、多数の愛好者を生み出してきたわけです。

なぜでしょうか。一つには、薬物は、後述する「依存性」ゆえに、本来の需要以上の消費を生み出して、企業や反社会組織に巨利をもたらし、国や地方公共団体に対しては確実な税収を約束するという側面は無視できないでしょう。

しかし、そこまで大きなスケールではなく、個人レベルで考えても、節度ある薬物使用は、人々が多忙でややこしい毎日と折り合いをつけるのに役立っています。たとえば、本人の健康被害や周囲への様々な迷惑は大いに問題ではあるものの、アルコールの酔いのなかで仲間との一体感を体験したり、タバコがもたらす独得の安堵感で日々の憂さをやり過ごしたりすることを、全面的に否定する気にはなれません。そして、かくいう私だって、いままさにカフェインを含有する黒い液体を摂取しながら、寝不足と疲労で曇りがちな意識の霧を振り払いながら、この文章を書いているわけです。

中立かつ客観的な立場からいえば、薬物は諸刃《もろは》の剣《つるぎ》です。それにはつねによい面と悪い面があり、私たち人類はそれといかにしてうまくつきあっていくかが問われているのだと思います。

2 作用から見た薬物の種類

ひとくちに薬物（中枢神経作用薬）といっても様々な種類があります。薬物は、脳に対する作用の違いから、以下の三つのタイプに大別できます。

†中枢神経抑制薬

第一のタイプは、中枢神経抑制薬です。この種類の薬物は脳の働きを抑制し、覚醒度を低下させる作用を持ちます。俗に、「ダウナー系ドラッグ」などと呼ばれるものは、まさにこのカテゴリーに分類される薬物です。

この薬物の代表は何といってもアルコールであり、それから精神科の治療に用いる抗不安薬や睡眠薬（いわゆるベンゾジアゼピンとその近縁薬剤）は、このタイプに分類されます。

また、狭義の麻薬であるモルヒネやヘロインのようなオピオイド類もこれに含まれます。また、大麻については、大麻草の種類や部位によって多少の違いはありますが、多くはこのタイプに分類される作用を持っています。

この薬物は、少量の摂取により血中濃度が比較的低く保たれている場合には、脳の高等な機能（思考や道徳心、他者への配慮や共感といった能力を司る）を司る大脳皮質の働きが抑制され、たとえば知り合いのいないパーティや初対面の人との面談といった場面での緊張や不安をやわらげてくれる効果があります。アルコールが社交の潤滑油としての機能を果たすのは、まさにそうした作用ゆえです。いつもなら緊張して声をかけられない異性にも、お酒の席ならば自分から話しかけることができるようになり、その場を楽しむことができるのも、アルコールが持つ中枢神経抑制薬としての作用のおかげです。また、精神科治療で用いる抗不安薬にしても、こうした中枢神経抑制薬としての効果を利用した薬剤です。

しかしその一方で、大脳皮質の機能が抑制されることで、辺縁系《へんえん》という部位の活動性が相対的に高まります。この辺縁系とは、感情や本能的な欲求といった原始的機能を司っており、ふだんは大脳皮質によってその働きを制御されています。ところが、中枢神経抑制薬によってこの制御から解き放たれると、感情の振幅が大きくなって激しやすくなったり、衝動的に暴力をふるったり、あるいは、性的欲求を制御できずに逸脱的な行動を誘発することがあります。また、自分の身の安全を守る能力も低下して、けんかをふっかけられた際に挑戦的、挑発的な反応をしてしまったり、危険な状況から逃げ遅れてしまったりもします。事実、傷害事件や性犯罪の多くが、アルコールによる酩酊《めいてい》下で発生しています。

さらに、中枢神経抑制薬を大量に摂取して血中濃度が高くなった場合には、大脳皮質だけではなく、辺縁系の働きまでが抑制されてしまいます。その結果、眠気に圧倒されて足もとはふらつき、立っていることはもちろん、意識を保っていることさえむずかしくなり、とにかくどこでもいいから倒れ込んで横になりたくなります。このような深い酩酊ではその間の記憶が欠落することもあります。さらに血中濃度が高くなり、深い酩酊を呈すると、辺縁系だけでなく、脳幹《のうかん》（中脳、橋《きょう》、延髄《えんずい》）という、呼吸や心拍、血圧などの生命維持機能の中枢の働きを抑制します。その結果、血圧が低下してショック状態を呈したり、自発的な呼吸が抑制されたりし、最悪の場合、死に至ることもあります。

†中枢神経興奮薬

第二のタイプは中枢神経興奮薬です。このタイプの薬物は、脳の働きを活性化させ、覚醒度を高める作用を持っています。俗に、「アッパー系ドラッグ」と呼ばれるものは、このカテゴリーに分類される薬物のことを指しています。

このタイプの代表的な薬物は、何といっても違法薬物である覚せい剤（アンフェタミン、メタンフェタミン）とコカインです。医薬品として用いられるものの、覚せい剤の原材料であることから、法令によって一定の規制を受けているエフェドリンも、このタイプの薬物です。他には、メチルフェニデートという薬物もこのタイプに含まれます。これらの薬物は、ナルコレプシーや注意欠如・多動症（ADHD; attention-deficit/hyperactivity disorder）という病気の治療において用いられることがあり、覚せい剤と類似した中枢神経興奮薬としての作用があることから、医師は処方に際して様々な制限を加えられています。それから、これらの薬物に比べるとその作用はかなり弱いですが、カフェインやニコチンといった、身近な薬物にも中枢神経興奮薬としての作用があります。

中枢神経興奮薬を摂取すると、脳内で神経細胞の活動性が高まり、一種の「臨戦態勢」となります。すなわち、血圧と心拍数が上昇し、眠気が吹き飛んで意識が冴え、食欲が失せて空腹も気にならなくなります。そして、物事に対して前向き、積極的、あるいは攻撃的な気分が高まるわけです。かつての狩猟民族が周囲を警戒しながら獲物に近づいていくときはかくや、といった感じの心身の状態です。こうした薬理作用のおかげで、一時的に仕事や勉強への意欲が高まって、面倒な作業にも前向きに取り組めるような感覚を体験することがあります。

しかし、もちろん弊害もあります。特に強力な中枢神経興奮薬を大量に常用していると、不安感が高まり、周囲の人が漠然と自分に対して悪意を抱いているような、疑心暗鬼の気分にとらわれる状態に陥ることがあります。警戒心が過剰に高まり、ちょっとした物音がしただけで、それを自分が抱えている不安と結びつけて解釈するなど、「考えすぎ」の傾向が顕著となります。さらに、こうした状態が病的な水準にまで発展すると、幻聴や妄想などの精神病症状が出現します。

†幻覚薬

第三のタイプは幻覚薬です。この薬物は、中枢神経系に対して、その機能を高めたり、低下させたりといった量的な影響よりも、質的な影響が中心となります。具体的には、五感に影響して知覚の変容を引き起こす作用があります。部屋の壁や物が歪んで見えたり、音楽の音が周囲から浮き上がるように明瞭に聞こえ、とてもすばらしい音であるかのように錯覚させたり、触覚が過敏になって性感を高めたりします。また、気分にも影響を与え、不安感が減じたり、人に対する親密な感覚が高まるような多幸感を体験したりする人もいます。

俗に「サイケ（サイケデリック）系ドラッグ」と呼ばれ、ＬＳＤやＭＤＭＡ、5-Meo-

DIPT（通称「ゴメオ」）、マジックマッシュルーム（サイロシビンという幻覚薬成分を含有する特殊なキノコ）、それから一部の危険ドラッグが、このタイプに分類されます。もちろん、幻覚薬も様々な程度に中枢神経系を抑制ないしは興奮させる作用がありますが、それ以上に知覚変容作用が目立つわけです。また、大麻は基本的には中枢神経抑制薬としての作用が中心ですが、使用する人の体質や使用量、使用する大麻草の種類・部位によっては、この幻覚薬に近い作用も出現します。

幻覚薬の問題点は、薬物の種類や使用する人の体質や性格、あるいは、使用する状況によってその作用が予想できない点にあります。私自身の臨床経験を振り返ってみると、中枢神経抑制薬や中枢神経興奮薬に比べると常習性は低い印象を受けますが、その反面、体質によっては短期間の使用でも——ときにはたった一回の使用——でも深刻な健康被害を呈してしまう人がいます。

たとえば、一時的な知覚変容や多幸感が数時間〜十数時間続いた後に、通常状態に戻る人もいる一方で、突然、激しい錯乱状態や精神病状態が十数時間にわたって続いてしまい、そのなかで暴力事件や自動車事故など、様々な社会的問題を引き起こすこともあります。

3 薬物依存症とは

†薬物中毒ではない

それでは、薬物依存症とはどのような病気なのでしょうか。

もしも「薬物依存症のことを端的に説明しろ」といわれたら、「自分でやめよう、あるいは控えようと決意するにもかかわらず、何度も失敗してしまい、もはや薬物の使用が自分の意志ではコントロールできない状態」ということになります。

この薬物依存症という事態に相当する言葉として、かつては「薬物中毒」という用語が用いられていました。しかし、不正確な表現として、いまではもう、この病態を示す言葉としては用いられなくなっています。というのも、「中毒」というのは、文字通り「毒（＝薬物）が身体のなかにある状態」、アルコールならば酩酊した状態、薬物ならば「クスリがキマッた状態」「ラリッた状態」を指します。したがって、問題は、身体のなかに毒（薬物）があることであって、その解決方法は「解毒（毒を体外に出す）」であるという誤解を生みかねません。

依存症は、それとは明らかに違う状態です。なぜ退院したばかりのアルコール依存症患者は再飲酒してしまうのか、なぜ刑務所を出所したばかりの覚せい剤依存症の人はまたしても覚せい剤に手を出してしまうのか。いずれの人たちも入院や服役によって完全にアルコールや薬物は体内から抜けているはずです。それなのに、欲求に襲われてしまうのはなぜでしょうか。

薬物依存症患者は、長く薬物をやめていても、かつて薬物をよく使用していた場所を訪れたり、薬物を一緒に使用していた仲間と街で偶然出会ったり、覚せい剤の粉末を溶かすために携行していた五〇〇ミリリットルのミネラルウォーターのペットボトルをたまたま目にしたりしただけで、薬物の欲求が蘇ることがあります。たとえ欲求を自覚しなくとも、かつて薬物を使ったときに体験した様々な心身の変化（心拍数の上昇、発汗、落ち着きを失う、便意など）が出現することが少なくありません。あるいは、暇な時間に退屈な気分になったときに、ふと「薬物を使いたいなぁ」と考えてしまったり、「しかし、我慢しなきゃ」などと葛藤したりしてしまうのです。いずれも薬物をまったく使ったことのない人には、絶対に起こりえない現象です。

これらの事実は次のことを意味します。薬物依存症とは、「薬物が体内に存在すること」が問題ではなく、薬物をくりかえし使ったことで、その人の体質に何らかの変化が生じてしまった状態である、ということです。

そのような体質の変化とは、具体的にどのようなものなのでしょうか。

†身体依存――中枢神経系の適応と効果への馴れ

中枢神経系の特徴はその適応力にあります。様々な外部からの影響に馴化《じゅんか》して、できるだけ中枢神経系の働きを一定に保とうとする性質があります。したがって、薬物＝中枢神経作用薬を投与された場合、最初のうちは中枢神経系の働きは大きく影響されますが、それがくりかえされると、次第にその影響を最小限にとどめるべく様々な調整が行われます。

たとえば、中枢神経抑制薬をくりかえし投与されていると、中枢神経系は、その薬物が入った状態がふつうの水準となるように、常時興奮した水準を定常状態に再設定し、薬物の抑制効果を相殺すべく調整します。

中枢神経抑制薬であるアルコール飲料をくりかえし飲むことで体験する、「酒に強くなる」という現象においても、これと同じことが起こっています。最初はほんの少しのアルコールでも心臓がドキドキしたり、酔っ払ってしまったりした人が、くりかえしアルコールを経験するうちに、次第にそれなりの量のアルコールを飲んだ上での「ほろ酔い気分」を楽しむことができるようになります。さらに馴れてくると、「気持ちのよいほろ酔い感覚」を体験するのに必要なアルコールの量が次第に増え、かなりの量のアルコールを摂取しないと、「飲んだ気がしない」と感じるようになります。

あるいは、こういった体験はないでしょうか。夜遅くまで勉強するための眠気覚ましとして、試しにエナジードリンクを飲んだところ、眠気が吹き飛んで勉強に打ち込むことができました。それで、以後、勉強する際には必ずエナジードリンクを飲みながらするようになりますが、次第にそれを飲んでも眠気はとれなくなり、当初の頃より効き目が減った気がしてきます。気づくと、エナジードリンクを飲む本数を増やしたり、もっと多くのカフェインを含有するエナジードリンクの銘柄を探すようになったりする……。これは、中枢神経興奮薬カフェインの効果に対して、中枢神経系が通常の活動状態を抑制気味にすることで薬物の作用を相殺し、適応したことを意味します。

このように、薬物（中枢神経作用薬）に対して中枢神経系が適応した状態のことを、「耐性」、あるいは、「耐性が生じる」「耐性を獲得する」などといいます。そして、さらに中枢神経作用薬を常用することで耐性が強まり、薬物に適応した状態が常態化すると、今度は逆に、その薬物がない状態にさらされた場合、中枢神経系のバランスが崩れることとなります。中枢神経抑制薬であれば、薬物なしでは中枢神経系が興奮状態となり（アルコールの場合ならば、イライラして怒りっぽくなったり、眠れなくなったり、手が震えたり、ときにはけいれん発作が生じたりします）、中枢神経興奮薬であれば、中枢神経系は一時的に一種の虚脱・疲弊状態に陥ります（カフェインの場合ならば、いつも薄ら眠く、無気力な状態がしばらく続きます）。こうしたリバウンド的症状のことを「離脱《りだつ》」といい、耐性と離脱が形成されることで生じた一種の体質変化のことを、「身体依存」といいます。

なお、しばしば身体依存が成立した状態をもって「依存症である」と判断する人がいますが、それは正しくはありません。もちろん、身体依存が多くの薬物依存症患者に見られるのは確かですし、離脱が引き起こす不快感が薬物を手放しがたくさせ、薬物使用を促す要因となるのは確かです。しかし、乱用する薬物の種類によっては、離脱などの身体依存の症候が不明瞭なものもあります。たとえば、中枢神経興奮薬である覚せい剤は、ある程度の耐性形成はあるものの、アルコールやオピオイド類などの中枢神経抑制薬と違って苦痛を伴う激しい離脱は生じないことから、身体依存の形成はないと考えられています。

また、身体依存があるからといって、ただちに医学的治療の対象となるわけではない、ということも理解しておく必要があります。たとえば、がん性疼痛《とうつう》を緩和するためにモルヒネなどの麻薬性鎮痛薬を投与されている末期がん患者の場合、ほぼ全例で身体依存が成立しており、急な中断により離脱が出現します。しかし、だからといって、彼らを薬物依存症として治療することはありません。彼らには日常生活を困難にする深刻な痛みが存在し、痛みに対する治療薬として麻薬性鎮痛薬が必要だからです。

そもそも、身体依存は、健常人にもしばしば認められるものです。最もわかりやすい例をあげれば、「若い頃よりもいまの方がお酒に強くなった。たくさん飲んでもそんなに酔わなくなった」という方は明らかにアルコールに対する耐性が生じていますし、「寝酒をしないとうまく寝つけない」という方の不眠は明らかに離脱の一種です。しかし、これだけをもってその人をアルコール依存症と診断することはできません。

要するに、身体依存とは、中枢神経作用薬をくりかえし投与された生体にみられる、正常な反応にすぎないのです。そして、身体依存は原則として可逆的なものであり、薬物を断った状態を続けていれば、中枢神経系は再び薬物なしの状態に適応するようになり、離脱や耐性は消失します。

したがって、もしも薬物依存症＝身体依存だとすれば、薬物依存症の治療など、実に簡単な話となってしまうでしょう。病院でも刑務所でもよいからどこかに閉じ込め、一定期間、物理的に薬物を使えない環境に置いておけばよいわけです。そうすれば、離脱による不快な症状は次第に減弱し、中枢神経系は再び以前——その薬物と出会う前——の均衡状態を取り戻し、二度とその薬物をほしいとは思わなくなるはずです。

しかし、現実にはそうはなりません。すでに述べたように、覚せい剤依存症の人が最も再発しやすいのは、刑務所を出た直後であり、アルコール依存症の人が最も再飲酒しやすいのは、病院を退院した直後です。このことは、身体依存が薬物依存症の本質とはいえないことを意味しています。

それでは、薬物依存症の本質とは何なのでしょうか。

†報酬系と精神依存

中枢神経系に作用する薬物に常習性があるのは、最終的にはそれらが脳内にある、快感の中枢ともいうべき部位をダイレクトに刺激するからです。

その部位の起点となるのが中脳腹側被蓋野《ひがいや》と呼ばれる場所です。大脳下部には、ちょうど大脳と脊髄とをつなぐ部位があり、脳幹と呼ばれています。脳幹は、上から順に中脳、橋、延髄といったコンポーネントから構成され、呼吸や血液循環、睡眠と覚醒などの中枢ですが、その一番上にある中脳の腹側被蓋野という部位から大脳の前方や下面に神経細胞の線維《せんい》が延び、神経回路を作っています。

この神経回路が「報酬系」と呼ばれ、快感の中枢を司っています。そして、快感を巧みに利用することで記憶や学習を可能にしています。たとえば、動物の中脳のこの部位近傍に電極を挿入し、ボタンを押すと電極に電流が流れてその部位を刺激するという装置を作ると、その動物はその気持ちのよい刺激（快刺激）を求めてくりかえしボタンを押すようになります。この現象は、その動物が快感を通じてボタンを押すという行動に魅せられ、学習したことを意味します。

この回路を支配しているのはドーパミンという神経化学物質です。というのも、回路を構成する神経細胞群は、それぞれの細胞のつなぎ目のところでドーパミンを分泌し、それを介してこの快刺激の情報を伝達しあっているからです。たとえば、覚せい剤やコカインといった中枢神経興奮薬は、体外から摂取されると、中枢神経系におけるドーパミンの活性を高め、それによって、直接、この回路を刺激します。その結果、薬物を摂取した人に快感をもたらすわけです。

いま述べた、ドーパミンを体外から持ち込んで直接刺激する以外にも、報酬系回路を刺激する方法がもう一つあります。この回路は、ふだんは近傍にある別の神経細胞によってドーパミン活性が高まることのないようにロックがかけられていますが、その「ロックを外す」というのがその方法です。

ドーパミン活性をロックする神経細胞には、β－エンドルフィン（内因性オピオイド：脳内のモルヒネ様物質のこと。「脳内麻薬」と通称される）が作用するとロックを解除する、という性質があります。その結果、ドーパミン活性は相対的に高まり、報酬系回路は興奮した状態となるわけです。たとえば、中枢神経抑制薬であるモルヒネやヘロインは、薬物そのものがβ-エンドルフィン類似物質であり、これらの薬物を摂取することは、そのまま、体外からβ-エンドルフィンを持ち込んでむりやり「ドーパミン活性ロック細胞のロック解除」をすることを意味します。また、同じく中枢神経抑制薬であるアルコールの場合は、「β-エンドルフィンがドーパミン活性ロック細胞に作用するのをロックする神経細胞」(何だかややこしくてすみません)の働きを抑制することで、やはり報酬系回路のロックを解除し、ドーパミン活性を高めます。

とにかく、中枢神経興奮薬と中枢神経抑制薬のいずれも、作用の方向性に関する違いはあっても、様々な方法を介して最終的には脳内のドーパミン活性を高め、報酬系回路の神経細胞を興奮させる、という点で共通しているのです。その結果、薬物を使った人は快感を体験し、「薬物を使う」という行動を学習し、再びその体験を求めてその行動をくりかえすようになるわけです。

実は、このメカニズムは誰もが成長のプロセスで経験しています。たとえば一生懸命勉強をしてよい成績をとり、周囲の人からその努力が認められて褒められたりした際にも、脳内ではドーパミンが大量に分泌され、報酬系が興奮して、私たちをよい気分にさせてくれています。そして、そのような体験をした人は、再びその体験をしたいと考え、たとえそのプロセスにおいて苦しいことやつらいことがあっても、その向こう側の「よい気分」を期待して勉強を頑張ることができます。あるいは、そのような快い体験をもたらしてくれたものがスポーツであったならば、その人は一生懸命スポーツの練習に励むことでしょう。その結果、ある人は難関大学の入学試験に合格し、また、ある人は優れた運動選手として活躍するようになるのかもしれません。

そう考えると、私たちの成長や知識・能力の向上と薬物依存症への罹患《りかん》とのあいだには、共通するメカニズムがあることに気づかされます。しかし、決定的に異なる点があります。それは、「快感＝よい気分」を体験するプロセスです。薬物の場合、直接的にドーパミン活性を高めて報酬系を興奮させるので、しんどい努力や苦労のプロセスを一気に飛び越えて、快感を体験できます。その結果、勉強を褒められた子どもがせっせと勉強に打ち込むようになるのと同じように、薬物でそのような体験をした人は、その体験を求めてせっせと薬物使用をくりかえすようになるのです。

こうなると、薬物を使っていないときにも、次に薬物を使う機会が待ち遠しいと、そのことばかり考えるようになるのは時間の問題でしょう。実際、実験では、中脳に差し込まれた電極からの報酬系への刺激を突然停止させられた動物は、パニック状態に陥ってそれこそ狂ったようにボタンを押し、数千回から一万回くらい押し続けます。

この、薬物に対する異常な執着――「どうしてもほしい、どうにかしてほしい」という感覚――これが薬物に対する欲求です。決して麻薬性鎮痛薬で緩和しなければならない深刻な痛みがあるわけでもないのに、そして、もう何年も刑務所のなかで薬物を使わない生活を送り、身体中から薬物成分は完全に排出されているはずなのに、なぜかいつも意識の片隅で漠然と、「あったらいいなぁ」「使ったらどうなるだろうか」などと、薬物のことを考えるようになります。そして、何かの拍子に薬物を使うことのできるチャンスが訪れると、それを使うことで失うであろう多くのことをいっさい顧みずに、ただ、その「使いたい」という目先の衝動に突き動かされてしまうのです。

このように体質が変化した状態を「精神依存」と呼びます。そして、この精神依存こそが薬物依存症の本質なのです。

4 薬物依存症の特徴

†「大事なものランキング」の変化

アルコールのように社会的に許容されているものであれ、あるいは、覚せい剤のように法律によって禁じられているものであれ、人がある薬物を習慣的に使うようになる背景には、必ず何らかのメリットがあります。日々のしんどい仕事の憂さを晴らし、心身の疲れをリセットするため、嫌な気持ちを忘れるため、対人場面での緊張を緩和するため、仕事や勉強の能率を上げるため、痩せて魅力的な体型になるため、あるいは、自分が所属する集団から孤立しないようにするため……。

理由は様々ですが、いずれも日常生活におけるパフォーマンスを高め、より成功した人生を歩めるようになることを想定した行動といえます。たとえ最終的に薬物で性感を強めたセックスに溺れるようになった人でも、最初のうちは、それによって仕事のストレスを解消したり、そのようなセックスを通じて揺らぎ始めた自信を回復しようとしていたりと、本人なりにはポジティブな理由があるものです。

その段階では、薬物使用のパターンは単なる習慣的使用の状態にあります。もしもその段階で「薬物を使うメリットよりもデメリットの方が大きい」と気づけば、比較的容易に薬物を手放すことができるでしょう。

ところが、精神依存が成立するようになると状況が変化してきます。いつの間にか、自分の意識のなかで薬物の存在が大きくなり、気づくと、価値観の序列、いわば「自分にとって大切なもののランキング」が変化してしまうのです。薬物が、これまで自分にとって大切だったもの――家族や恋人、友人、仕事、財産、健康、そして将来の夢――よりも上位に位置づけられ、薬物を使い続けるライフスタイルに合った恋人や友人を求め、そして、薬物を入手するお金を手っ取り早く稼げる仕事を選択するようになります。

こうして将来の夢もかつてとは異なるものへと書き換えられ、人生は薬物のコントロール下に置かれてしまうわけです。

このような変化は自分ではなかなか気づけません。家族でさえも、本人に近すぎるせいで、かえって変化に気づけないことがあります。それよりも、案外、昔からの友人といった、少し距離のある関係性にある人の方が、本人の変化を「性格が変わった」「別人になった」といった具合に感じとりやすいということがあります。

†生活の単調化と孤立

大切なもののランキングの変化に伴って、その人のライフスタイルにも変化が生じます。その変化を一言でいいあらわせば、生活の単調化ということになります。

生活の単調化とは、生活の大半が薬物に覆われるということです。しかし、それは決して、「一日中薬物を使っている」という意味ではありません。そうではなく、「薬物を使っていないときでも薬物のことばかり考えている」という状態を指します。

中枢神経興奮薬である覚せい剤を例にとって説明しましょう。

覚せい剤にハマっている人は、薬物を使っていないときでも、意識の片隅でたえず次のようなことをぼんやりと考えています。

「いまの仕事が終わったら息抜きで一発やろう」「手もとにもうクスリがない。どうやって手に入れようかな」「今度は、どういう口実で親から金を引っ張り出そうかな」「週末、出張の仕事が入ったって嘘をついて、ビジネスホテルに泊まり込んでクスリを使えば、妻にバレずにすむかな」「やっぱり俺、最近ちょっとクスリ使いすぎかな」「しばらくのあいだ薬物を使うのは控えよう」……などなど。

このように心がいつも薬物にとらわれている状態になると、かつて打ち込んでいた趣味にも関心を失い、薬物とは関係のない友人との交遊もしなくなります。友人たちからすると、「つきあいが悪くなった」という印象を受けるでしょう。「クソ真面目でつまらない奴になった」と見えてしまう場合もあります。というのも、「仕事をしているか、薬物をやっているか、薬物使用後の虚脱で寝ているか」といった生活になり、第三者からは「仕事ばかりでまったく遊ばない人」と見えるからです。

このようにして、友人からも、そして職場の同僚からも孤立していきます。もちろん、本人にしてみれば、いつも周囲に対して嘘をつき、何か隠し事がある状態であり、いつも嘘をごまかすためのいいつくろいや、嘘の上塗りに追われていて、誰と一緒にいても心が休まりません。そういう意味では、自分から進んで周囲の人と距離をとり、孤立している面もあります。

一方、セックスの性感を高める目的から覚せい剤を使用する人の場合、配偶者やステディなパートナー以外とのセックス（つまり、不倫や浮気）で薬物を使う傾向があります。しかし、楽しい時期はそれほど長くは続きません。精神依存が進行してくると、そのようなセックスの相手を探すのも面倒になってくるからです。それに、運よく見つかったとしても、相手が使うぶんの薬物まで手配し、ラブホテル代も自分が支払うとなると、かなりの金額が必要です。だったら、そのお金をすべて自分用の薬物に注ぎ込んだ方がよいなどと、本末転倒的なことを考えるようになってしまいます。結果的に、性的な快楽を目的として薬物を使いはじめた人の多くが、最終的には、一人で部屋にこもり、覚せい剤を使用した状態で、アダルト動画を眺めながら長時間のマスターベーションに没頭する状態になってしまいます。

このように見てみると、いかなる動機から薬物を使い始めたにせよ、精神依存の進行に伴って、生活が単調化するだけではなく、孤立も進行していくといえるでしょう。

†依存症者は仕事をしない？

前述の「生活の単調化」の項において、「仕事」とあるのを意外に感じた人もいるのではないでしょうか。いわく、「薬物依存症になる人間は仕事なんてしない、無責任な怠け者なのではないか」という疑問です。

しかし、それは必ずしも正しくありません。むしろ週末や休日の気晴らしや快楽を求めて使っている状態から、平日のルーチンな仕事をこなすために薬物を用いる状態になった人の方が、依存症としてははるかに重症かもしれません。さらにいえば、意外にも、薬物依存症者のなかにはワーカホリック気味の人が多いように思うのです。

なぜでしょうか。考えられる理由は三つあります。第一に、薬物の購入資金を得るためには仕事の収入が必要です。第二に、本人自身、「仕事がきちんとできているうちは依存症ではない」という思い込みがあり、自分が依存症であることを否定するためにも、ほとんど「命がけ」で仕事にしがみつく傾向があります。そして最後に、仕事こそが自身の承認欲求を満たすものだからです。

この最後の点はとても重要です。くわしい事情は後述しますが、依存症者は、たとえ尊大そうに見えてもその内実は自己評価の低い人が少なくなく、それだけに人から承認されることに飢えています。一般に、仕事というものは、成人した人間が人から承認されるための、最も手っ取り早い方法です。そして、依存症の人たちのなかには、仕事によって人生で初めて人から承認されたという体験をしている人がいます。特に覚せい剤のような「アッパー系ドラッグ」の乱用者では、そうした人が目立ちます。おそらく、意欲増進と眠気除去という覚せい剤の薬理作用が、直接的に仕事の効率につながっているからでしょう。

実際、覚せい剤常習のきっかけとして、仕事の疲れをとるために仕事の後に一発、あるいは、仕事を頑張るために仕事前に一発という人は少なくありません。そして実際、最初のうちは仕事の効率が上がっていることもめずらしくなく、職場の上司や同僚は、その人が覚せい剤を使っているとは知らずに、「おまえ、最近頑張っているな、偉いぞ」などと褒めています。こうした称賛は、本人に対しては皮肉にも、「薬物を使いながらでも仕事を頑張るのはよいことだ」というメッセージとして伝わっていることでしょう。だからこそ、彼らは自分を周囲に認めてもらうために薬物を使いながら仕事をし、それによって得た報酬の大半を薬物の購入に注ぎ込むわけです。

しかし、その状態はいつまでも続きません。薬物を習慣的に使用しているあいだに次第に耐性が生じ、身体依存が進行してくると、覚せい剤の意欲増進効果も落ちてきます。以前は、薬物を使用すると意欲が出て、仕事のパフォーマンスが高まったのに、いつしか覚せい剤を用いてやっとふつうの状態で、使わないと、まるで電池が切れたように身体が動かない、という状態に陥ってしまうのです。そこで覚せい剤の使用量が増えていくわけですが、量が増えると、覚せい剤が抜けた後の虚脱感や眠気が非常に強く、翌日、とても仕事にならない状態に陥り、無断欠勤をしてしまいます。

こうした無断欠勤をくりかえすことで仕事をクビになることもあれば、幸いにしてすぐにはクビにならないこともあります。しかし、これもまた依存症の人によく見られる現象ですが、職場から解雇宣告をされる前に自分から退職してしまう傾向があります。どうやら依存症の人は、「人から切り捨てられる、見捨てられる」という状況が苦手なようです。それくらいならば、「自分から切り捨てた、見捨てた」というかたちで、状況を自分がコントロールしている感覚を維持したいのかもしれません。恋愛にたとえるならば、「ふられる前にふってやる」という感じでしょうか。

こうして仕事を辞めると、もはや薬物使用の枷《かせ》となるものはなくなります。以前は仕事を頑張るために使っていた覚せい剤を、今度は仕事を失った空白の時間を埋めるために使うようになります。そのような状況では、覚せい剤の使用量はより大量となり、覚せい剤の弊害である幻聴や妄想が出現する危険が非常に高くなってしまうでしょう。

†脳の「ハイジャック」

依存症とは、たとえるならば、脳が「ハイジャック」された状態です。

前節に引き続き、仕事との関連で例をあげてみましょう。

「ふられる前にふってやれ」と、自ら仕事をやめた後に、運よくすぐに新たに別の仕事を見つける人もいます。そうした場合、「今度は、前の仕事のときのように、雇い主や上司からの信頼を失わないようにしよう」と、多くの人は薬物をやめる決意をします。

しかし、長年、覚せい剤を使いながら仕事をしてきたので、脳のなかで、覚せい剤の快感と仕事のしんどさとが結びついてしまっています。ですから、仕事をすると、逆に覚せい剤を思い出して強い欲求に襲われてしまうのです。朝、前日の疲れがとれないまま出勤する際に欲求に襲われ、疲弊しきって帰宅した夜にもまた欲求に襲われます。

それでも覚せい剤を使わず、疲れた身体に鞭打って仕事を続ける人もいます。そして、何とか一ヶ月間仕事を続け、やっと迎えた給料日、偶然にもその日が休前日だったとします。おそらく瞬時にして、「仕事を頑張った自分へのご褒美」「明日は休日」「お金がある」という三つの条件に刺激され、薬物への強烈な欲求が生じます。すると、これに反応して、その人の脳内でもうひとりの自分がこうささやくでしょう。

「本当にこれが最後の一発だから」

「たまに少しだけ使うなら大丈夫」

「ちゃんと仕事も頑張っているわけだし、バレなきゃいいだろう」

これらは、薬物使用を許容し、合理化する思考です。こうした思考が出てくると、あっという間に頭のなかは薬物で覆い尽くされ、結局、薬物を使用してしまいます。そして、このように、他の人間から見たらささいとしか思えないきっかけで薬物への欲求が生起してしまう現象こそが、精神依存のやっかいな点なのです。

他にも例をあげましょう。

たとえば、何の気なしにつけたテレビで、『警察24時』のような警察ドキュメンタリー番組が放映されていたとします。そして、たまたまテレビの画面いっぱいに、警官が職務質問した男から押収した覚せい剤のパケ（小分けされてビニール包装された、覚せい剤粉末）の映像がズームアップされて映し出されました。すると、その映像をチラッと見ただけで、薬物欲求に襲われてしまう人がいます。

ふつうに考えれば、警官に職務質問される場面など覚せい剤乱用者にとって恐怖以外の何ものでもないでしょう。特に逮捕経験のある人ならば、ほとんどトラウマといえるほど嫌な記憶であるはずです。それなのに、そうした恐怖感や不快感を押しのけて、覚せい剤の欲求に意識のなかが占拠されてしまうわけです。

不思議なことに、薬物を使用する口実を得るために、無意識のうちに手の込んだ方法を用いる人もいます。たとえば、自分のことを心配してくれる人をわざと挑発し、怒らせたりします。そして後になって、「あの人を怒らせてしまい、もう自分は見捨てられたと思い、自暴自棄になって薬物をやりました」と、薬物を再使用した動機を語るのです。決してその人は嘘をついているのではありません。単に薬物によって脳や報酬系が「ハイジャック」されていることに気づいていないだけなのです。

この状態は一種の主客転倒の事態と見なすことができます。使い始めは、薬物によって自分の生活をよりよい方向にコントロールしようとしたつもりが、気づくと薬物にコントロールされてしまっている状態、つまり薬物に脳が「ハイジャック」された状態なのです。

†他人に対する嘘と自分に対する嘘

依存症になると、当初は、パフォーマンスを高めるためだった薬物使用が、いつしか「薬物がないと自分を保てない、使わないとヤバい」という危機感へと変化し、本来の自分を維持するためには薬物を使い続けることが必要な状態に追い込まれます。

とはいえ、薬物を使い続けるのは容易なことではありません。家族や職場にバレないようにしなければなりませんし、薬物の購入資金を手に入れなければなりません。それから、本人の不審な言動に疑いの念を抱き始めている周囲の目も、ごまかし続けなければなりません。

こうした事情から、薬物に対する精神依存が成立し、薬物依存症と診断できる状態になった人は、本当によく嘘をつくようになりますし、言葉巧みな人、話し上手な人になっていきます。実際、一〇代の学校時代、もじもじして人前でろくに自分の意見も発表できなかった人が、薬物とのつきあいを続けるうちに、「ああいえばこういう」式の饒舌な人になり、保険の外交員やテレビのテレフォンショッピングで商品紹介をやらせたくなるほど、人をその気にさせるのが上手になってしまうこともあります。そうしないと、隠れて薬物を使い続けたり、薬物の購入資金を手にしたりすることができないので、「自分が自分であり続ける」ために、全力でその技術を学び、能力を向上させるのかもしれません。かつて、依存症領域の援助者のあいだでは、「依存症者の言葉と涙は信じるな」という、何とも当事者に失礼な格言が口にされていた時代がありますが、なるほど、その格言にも一理あります。

しかし、こうして周囲にさんざん嘘をつきながらも、最も騙している相手は誰なのかといえば、家族でも友人でも恋人でも同僚でもなく、何といっても自分自身です。内心は、

「俺は完全にクスリにはまっているかも……」と不安を抱きながらも、「いや、俺は依存症ではない」「百歩譲って依存症だとしてもかなり軽症だ」「その時期が来たら自然とやめるだろう」「年が明けたらやめる」など、自分を安心させるためのいいわけをするわけです。なかには、「これが最後の一発」などと自分にいいきかせながら、それを何十回とくりかえし、ちっとも最後にならない人もいます。

要するに、自分に対する嘘が多くなるわけです。この段階では、薬物を使用することの快感はほとんどなく、むしろ使わない状態のときに自分を襲う苦痛や、目を背けていた現実と向き合う不安の方が強くなっています。

やがて周囲もさすがに本人の嘘に気がつき、ようやく事態の深刻さを認識するでしょう。そして、口うるさくして薬物をやめるようにいうようになります。説得したり、説教したり、叱責したり、懇願したり、なだめたりします。家族が、依存症の専門医療機関に受診するように提案することもあるでしょう。しかし、そのたびに、「俺は依存症ではない。治療なんて必要ない」と抵抗します。「クスリをまったく使わず一ヶ月すごすことだってある。仕事にも影響は出ていない。おまえらが口うるさくて、そのストレスのせいでかえってクスリを使いたくなる」などと、憎まれ口をきくこともあります。

このような、頑なに事態を過小視・矮小化する態度こそが、依存症に罹患した人特有の

「否認」といわれるものです。家族や周囲の人たちは、依存症の状態にあることを頑なに否定する本人を説得し、あるいは論破して、この否認を打ち砕こうとしますが、やっかいなことにそのようにすればするほど、本人の否認はいっそう強固になってしまうのです。

†後戻りできない体質変化

報酬系がひとたび快感として記憶した行動――薬物を摂取するという行動――は、学習され、脳内に保存され、刻印づけられます。さらに報酬系は、薬物摂取を期待させる刺激に対してもドーパミンを放出して興奮し、しかしその後、実際にその行動がなされなければ、短い興奮が去った後に強烈な欲求を引き起こします。

したがって、前述したように、薬物を一時的にやめることに成功しても、その後の生活のなかで、偶然、薬物のことを思い出させる物や人物、あるいは状況に曝されると、そのたびに、薬物使用の期待と欲求が高まり、「薬物を使いたい／やめたい」という葛藤に揺れることになります。これは、薬物を使用するなかで生じた非可逆的な体質変化です。

それだけではありません。報酬系は、「薬物を摂取する」という瞬時の行為で快感を得るという一連の手続きも記憶します。ですから、覚せい剤にハマった人が、覚せい剤をやめて今度はアルコールに切りかえたとしても、今度はアルコールにハマるか、さもなければば、アルコールによって報酬系が一時的な「疑似興奮」した後に、強い覚せい剤に対する欲求が高まる体質へと変化してしまうこともあります。

その意味では、薬物依存症は長期にわたって持続する病気といえるでしょう。したがって、目の前に薬物を差し出されてもまったく動じない体質を手に入れることが「完治」だと定義するならば、薬物依存症は「治らない」といわざるをえません。しかし、だからといって、「依存症になったらすべてが終わり」というわけではありません。薬物をやめ続けることによって、薬物によって失った健康や財産、あるいは信用を取り戻すことは十分に可能です。つまり、完治することはないが、回復することはできます（この点については第4章以降参照）。

5 薬物依存症の心理社会的要因

†たった一回でも依存症になるのか

すでに述べたように、薬物依存症の本質は精神依存にあり、精神依存は、薬物の作用によって脳内のドーパミン活性が引き上げられ、報酬系にその快感が刻印づけられることによって生じます。その意味では、薬物依存症の原因は何かといわれれば、「（報酬系に作用する）薬物を使用したこと」ということになります。

しかし、これは完全な正解とはいえません。薬物を使用したことは、薬物依存症に罹患する上での必要条件であって、十分条件ではないのです。なるほど、薬物を一回も使用したことのない人は、どう転んでも薬物依存症になりようがないのは確かですが、薬物を一回でも使った人が、全員、薬物依存症を発症しているかといえば、それもまた違います。実際、「昔、違法薬物を使っていた時期があるが、バカバカしくなってやめた」という人は現実に存在しますし、そもそも、アルコールはれっきとした薬物ですが、これを使用した人のすべてが依存症になっているわけではありません。

このことは私自身も体験的に実感しています。私が生まれ育った神奈川県西部では、一九八〇年代前半、公立の中学校は非常に荒れていました。生徒による教師に対する暴力事件が頻発し、卒業式には何台ものパトカーが待機するありさまでした。キレた生徒が椅子を振り上げて教室の窓ガラスを割り、あるいは、壁を破壊するといった行為も日常茶飯事だったせいで、校舎も教室も荒みきっていました。実際、学校のトイレに行くと、便器にはいつもタバコの灰や吸い殻が捨てられており、手洗い場には、ビニール袋に入った、おそらくは吸い残しの有機溶剤がうち捨ててある——そんな状況でした。

このような環境のなかで、おそらくクラスメートの男子の半数近くが少なくとも一回は有機溶剤を吸引した経験があったはずです。おそらく吸引しなかったのは、クラスのメインストリームから外れた、いじめられっ子やガリ勉とされた子、それから、私のように生徒会役員の仕事をしていて、立場上、彼らに同調するわけにはいかない子だけでした。

しかし、そのようにして有機溶剤を経験した生徒たちの大多数は、実に簡単に有機溶剤をやめていきました。ほとんどのクラスメートは、高校に進学して交友関係や生活環境が変化すると、あっけないほど簡単に有機溶剤から離れたのです。私の知るかぎりでは、中学卒業後も有機溶剤を続けた結果、警察沙汰にまで発展したというクラスメートは、わずか一人だけでした。

†報酬系に影響を与える環境と体質

それでは、中学卒業後も有機溶剤を続けていた、その一人のクラスメートは、どのような子どもだったのでしょうか。

実は私はそのクラスメートとは小学校時代も同じ学校、同じクラスでした。その子は、薬物を使用する以前の小学校時代から、教室内で落ち着かずにいつも授業を抜け出したり、粗暴なふるまいをしたりして、いつも周囲の大人から叱責や体罰を受けている子でした。

そして、当時はまだ子どもであった私でも知っているほど、家庭背景が複雑でした。両親の仲が悪く、その子が小学校低学年のときに離婚しており、それ以降は、母親の手一つで育てられていました。しかし、母親は、雇われママとしてスナックで夜通し接客をしており、帰宅するのは朝方で、授業参観日などの行事にも顔が出せない事情がありました。

あくまでも推測ですが、その子はあまり褒められたことがなかったのではないかと思います。唯一の家族である母親は、夜は仕事、その子が学校に出かける朝は寝ていて、学校から帰宅する夕方にはもう外出していたようでした。当然、母親との接触時間はごく限られており、本人を褒めようにも物理的な時間がなかったはずです。加えて、その子は、おそらくいまでいうＡＤＨＤだったように思います。もちろん、周囲の大人たちはそんなこともわからず、授業中に級友にいたずらしたり騒いだりし、教室内を出たり入ったりして落ち着かない彼の行動に業を煮やし、叱責や体罰をくりかえしていました。

実は、このような背景を持つ子どもが薬物問題を引き起こしやすいことは、かねてより指摘されてきました。海外の研究では、子どもが将来、薬物を乱用することを予測する危険因子として、以下のものが同定されています。それは、幼少期の虐待やネグレクトの体験、小学校就学前の多動傾向、学校でのいじめ被害、学校生活における達成感の乏しさ、両親の不和、親のアルコール・薬物問題などです。これらの問題を抱えている子どもは、どうひいき目に見ても幸福そうには見えません。彼らは周囲から直接的もしくは間接的な暴力を受け、大人たちの都合に振り回され、無視される体験を通じて、くりかえし自分の存在を否定される体験をしています。

前に私は、報酬系は私たちの学習にも関係していると述べました。つまり、つらい勉強や練習に耐えて出した成果を称賛・承認された子どもは、脳内でドーパミン活性が高まり、報酬系が興奮し、やがて勉強や練習をくりかえすようになるが、薬物は、その途中の努力のプロセス抜きに、直接ドーパミン活性を高めてしまう点が問題である、と。

ならば、ふだんから周囲からの称賛や承認による刺激を受けてきた子どもの報酬系と、そのような体験をほとんどしていない子どもの報酬系と、いずれの報酬系の方が薬物による刺激に脆弱《ぜいじゃく》でしょうか。おそらく後者の方が、ドーパミン活性の高まりに慣れていないぶん、薬物による強烈な刺激に対して報酬系が敏感に反応し、大きな興奮を呈し、薬物の効果により強く魅せられるはずです。要するに、依存症に対する罹患脆弱性には、環境的な要因が影響している可能性があるのです。

依存症に対する罹患脆弱性には、体質的な要因も影響している可能性があります。福井大学の友田明美先生は、前述した不適切な養育を受けた子どもや、ＡＤＨＤの子どもは、いずれもドーパミン活性が低い体質となってしまっているために、通常の刺激では報酬系が興奮せず、周囲の称賛や承認が学習に結びつきにくいことを指摘しています(「報酬欠乏症候群」などといわれています)。そのため、薬物のような強烈でダイレクトな刺激でないと報酬系が興奮しません。その結果、そうした刺激を追い求め、薬物依存症に罹患しやすくなると推測されています。

以上の知見を踏まえると、クラスメートの多くが有機溶剤に手を出したなかで、なぜその子一人だけがいつまでも有機溶剤を使い続けたのか、容易に説明がつくように思います。

†人からの承認こそ最大の報酬

一〇代から違法薬物に手を出すようになった薬物依存症患者のなかには、ときどきこんなことをいう人がいます。

「それまで出会ったなかで一番優しくて、自分の話を聞いてくれたのは、薬物を使っている先輩だった。もちろん、薬物はヤバいかなとは思ったけど、その先輩と仲良くなりたい、認められたいという気持ちの方が強かった」

この患者にとっては、薬物を教えてくれた先輩こそが、それまでの人生で初めて自分の存在を承認してくれた人物であったわけです。もしかすると、その承認は彼にとって人生最大級にドーパミン活性を高め、報酬系を興奮させた可能性があります。そして、その感覚は、その後に使った薬物によってさらに強烈に刻印付けされたのではないでしょうか。

　このエピソードは私に依存症に関して重要なことを教えてくれます。すなわち、人間の報酬系に最も必要な快感は「人からの承認」であり、これが不足していると、薬物の誘いや、薬物が引き起こす快感に対して脆弱になる可能性がある、ということです。

　もちろん、反論はあるでしょう。曰く、「いくら人からの承認に飢えているといったって、違法薬物に手を出すのは犯罪だ。道徳心が欠けているのではないか」と。

　しかし、人が道徳的にふるまい、コミュニティのルールを尊重するのは、コミュニティに対する信頼感があるからなのです。もしもそのコミュニティの人たち――家族や学校の教師、友人など――から自分の存在を否定され、騙され、裏切られる体験を何度となく味わされてきたとしたならば、そこに存在するルールに重みは感じなくなるものです。少なくとも、いつも自分にダメ出しをしてコミュニティのルールを説教する大人より、自分に優しく接してしてくれて、親身に話に耳を傾けてくれる人との関係を優先するのは、ごくあたりまえのことではないでしょうか。

　そう考えれば、ひたすら「最初の一回に手を出さない」ことを訴え続けるだけしか能がない、現在の薬物乱用防止教育の限界も、おのずから明らかといえるでしょう。この問題については、第9章でくわしくとりあげたいと思います。

第2章

いま問題になっている薬物

1　わが国における薬物乱用の実態と動向

†地域の一般住民における薬物経験率

現在、わが国ではどのような薬物が問題となっているのでしょうか。本章では、わが国における薬物乱用の実態について説明したいと思います。

最初に結論をいっておくと、医薬品や、嗜好品に含まれる薬物――アルコール、ニコチン、カフェイン――を除けば、海外に比べて、日本には薬物の使用経験を持つ人はきわめて少ないといえます。私が所属する国立精神・神経医療研究センター精神保健研究所薬物依存研究部では、心理社会研究室長の嶋根卓也先生が中心になって、全国の一般住民を対象とした薬物使用経験に関する調査（全国住民調査）を隔年で継続的に実施しています。その二〇一七年調査報告書によれば、一般住民のなかで法令によって規制されている薬物をこれまでに一回でも使用したことがある人の割合（生涯経験率）は、シンナーなどの有機溶剤一・一パーセント、大麻一・四パーセント、覚せい剤〇・五パーセント、MDMA〇・二パーセント、コカイン〇・三パーセント、危険ドラッグ〇・二パーセントであり、これらいずれかの薬物の生涯使用経験率は二・四パーセントであることが明らかにされています。

この数字は、生涯で一度でも使った経験を問うた結果なので、「子どものときに少しやんちゃしてシンナーをやったけど、一、二回やったきりで、それから四〇年間まったく薬物はやっていない」という人も多数含まれている可能性があります。したがって、一般住民の最近の薬物乱用状況を反映したものとはいえません。

それでも、海外とは異なるわが国独自の特徴が見えてきます。その特徴は、おおよそ以下に述べる二つの点に整理できます。

一つは、欧米では最も乱用が深刻な薬物であるオピオイド類（ヘロインやモルヒネといった狭義の麻薬）は、わが国ではほとんど広がっていないということです。このことは、後述する精神科医療機関における薬物関連障害患者の調査でも一致しています。一九五〇年代後半に一時的に横浜を中心にヘロイン乱用が社会問題となったことがありますが、一九五三年に麻薬及び向精神薬取締法の制定による規制によって乱用は沈静化し、現在までのところ、オピオイド類の爆発的な乱用はありません。

このことは、わが国にとって幸いなことであると思います。というのも、オピオイド類はあらゆる中枢神経作用薬のなかで最も強力な依存性を持っており、いったん依存が成立すると、やめた際の離脱症状が非常に厳しく、断つことがむずかしい薬物だからです。海外では、もはや完全に断つことを治療の目標とせず、メサドンという、依存性が比較的弱い同種の薬剤に置き換え、この代替薬を医療機関でコントロールして処方し続けるという方法をとっている国も少なくありません。また、死亡事故が多い点も問題です。オピオイド類はくりかえし使用するなかで作用に馴れが生じやすく、使用量がどんどん増えていき、最終的には、身体が必要とする量が致死量を超えてしまうことがあるのです。マイケル・ジャクソンの死は、まさにそのようなプロセスの果てに生じた悲劇でした。

もっとも、わが国も油断はできないと思います。というのも、わが国では、これまでオピオイド系鎮痛薬の継続的処方はもっぱらがん性疼痛に限られてきましたが、近年になって、がん以外の原因による疼痛に対しても継続的な使用が認められるようになったからで

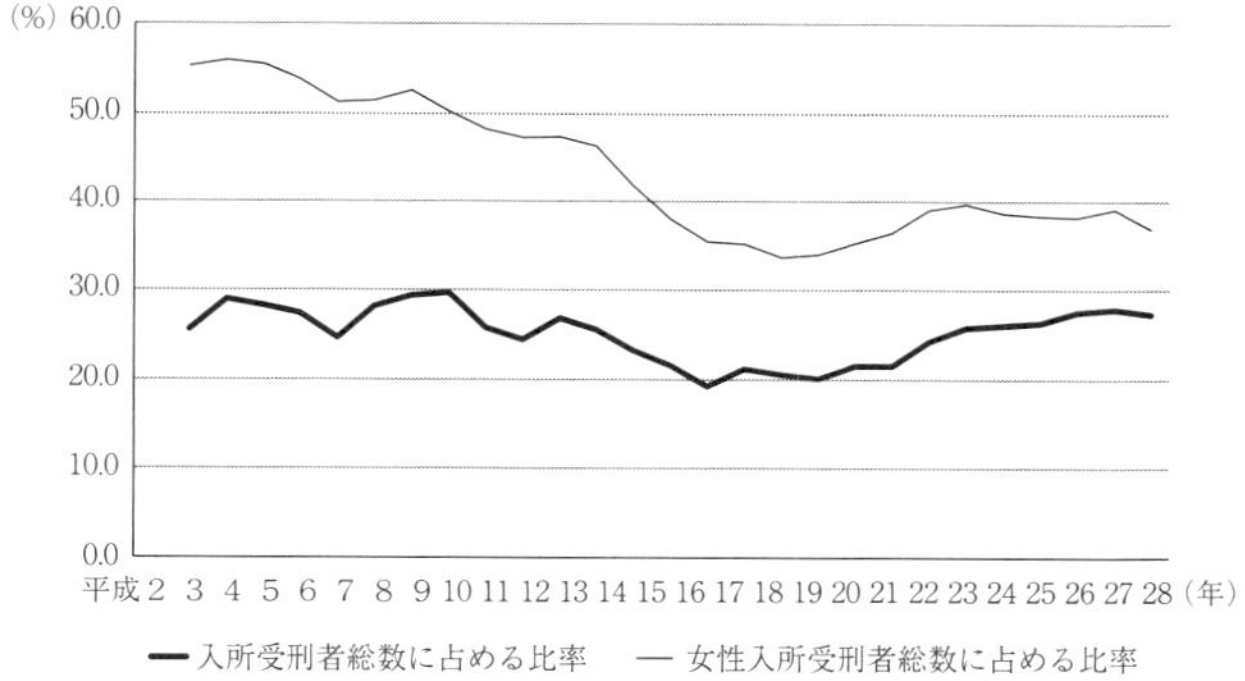

図2－1　刑務所被収容者における覚せい剤取締法違反受刑者の占める割合の推移（出典：平成29年版「犯罪白書」）

す。実は、欧米における近年の深刻な医療用麻薬乱用は、医療機関における安易な処方が原因の一つとなっています。その意味では、わが国でも、今後のオピオイド乱用の動向を注視していく必要があるでしょう。

　さて、わが国の薬物乱用にはもう一つ重要な特徴があります。それは、全国の住民調査における、「いずれかの薬物の生涯経験率二・四パーセント」という数字にあります。この数字は、欧米の先進国とは比較にならないほど低いものです。たとえば、米国では、同じ薬物いずれかの生涯経験率は約四八パーセントと、わが国の二〇倍に達しています。このことは、わが国の薬物犯罪に対する捜査・取り締まりの厳しさ、それから欧米と比較しても刑罰の厳しさが一定の成果を挙げていることを示すものといえるでしょう。しかし、それだけに、ひとたび薬物の問題を抱えた人は、少数派として社会において孤立しやすい可能性があるわけです。

一方、わが国の刑事司法の分野では、薬物関連犯罪、特に覚せい剤取締法違反は一貫して無視できない問題となっています。図2-1から明らかなように、覚せい剤取締法事犯者は、わが国の刑務所受刑者のおよそ三割を占めており、刑事司法上の大問題なのです。

要するに、わが国では薬物問題は全体からすると、少数の人たちに限定された問題ではありますが、それだけにその少数の人たちにとってはきわめて深刻な問題であるといえるでしょう。なにしろ、その薬物をなかなか手放せないせいで、何度も刑務所という閉ざされた場所に入り、人生における多くの時間を無駄にしたばかりか、社会から排除され、居場所を失ってしまうわけですから。

†精神科医療現場における薬物乱用の実態

それでは、わが国の医療現場における実態はどのようなものでしょうか。

多くの薬物は私たちの脳に作用し、その精神活動や行動に影響が生じることから、医学的障害を呈する場合には精神科で治療を受けることが圧倒的に多くなります。したがって、精神科医療現場における薬物関連障害患者の実態を把握することで、わが国の薬物問題の

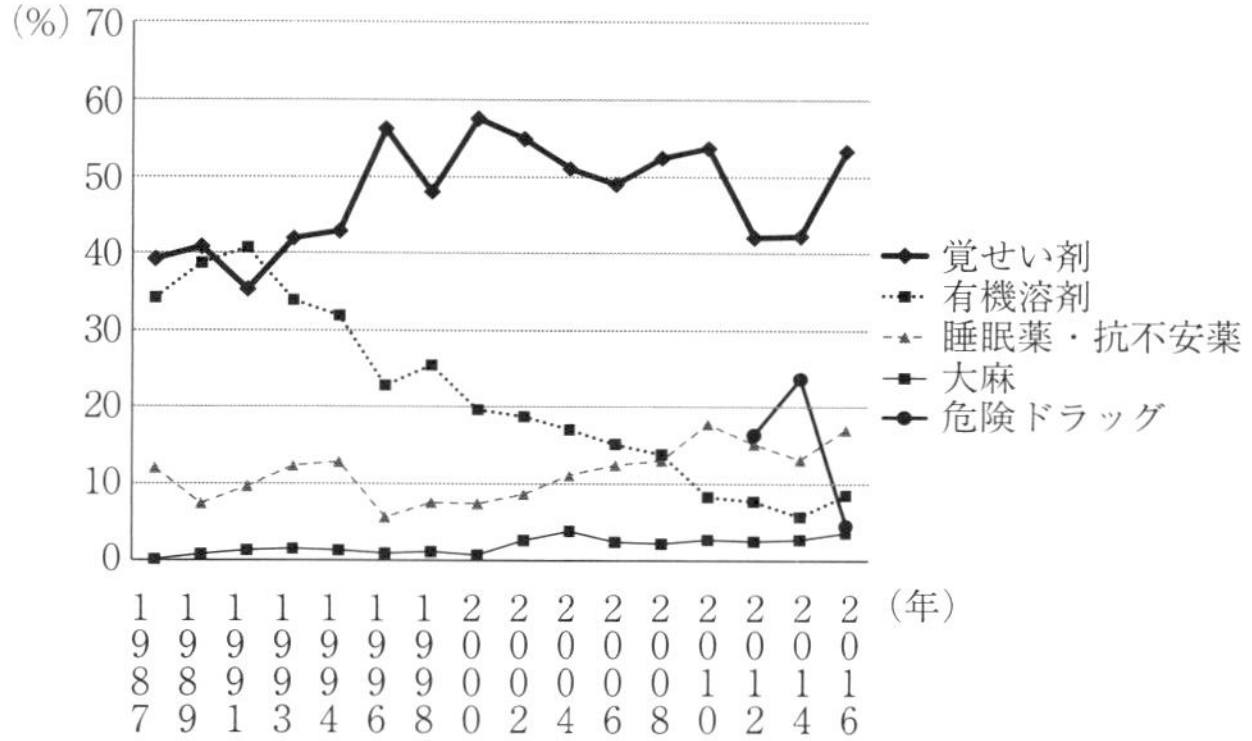

図2-2　全国の精神科医療施設における薬物関連精神の疾患実態調査：乱用薬物の経年的推移（出典：松本ら、2017年）

動向をある程度知ることができます。

私が所属する薬物依存研究部では、一九八七年からほぼ隔年で、全国の入院病床を持つ精神科医療機関、約一六〇〇施設において治療を受けた薬物関連障害患者の実態調査（「全国の精神科医療施設における薬物関連精神疾患の実態調査」、以下では「病院調査」という略称で呼びます）を行ってきました。この調査は、毎回、調査実施年の九月から一〇月の二ヶ月間に、薬物によって何らかの精神医学的症状を呈し、通院もしくは入院によって治療を受けた全患者を対象として情報収集することで、わが国における薬物関連障害患者の動向をモニタリングするものです。

調査に協力してくれる精神科医療機関の割合は、調査年によって七割から八割弱のあいだで変化していますが、毎回同じ方法で調査しているので、わが国の経年的な傾向を反映したものといえるでしょう。

その調査結果の一部を示したのが図2-2です。このグラフは、毎回の調査で収集した薬物関連障害患者を主な乱用薬物別に分類し、全患者における各乱用薬物の割合を経年的に示したものです。本来は、高さの同じ棒グラフで割合の推移を示すべきところですが、ここでは変化をわかりやすくするために、あえて折れ線グラフで示しています。したがって、グラフの縦軸は患者の実数ではなく、全薬物関連障害患者における割合を示しています。

グラフから明らかなように、調査が始まった一九八七年から、現時点での直近の調査である二〇一六年まで、一貫して最も多くの割合を占めている薬物は覚せい剤です。このことは、覚せい剤が、刑事司法の分野だけではなく、医療の分野でも重要な問題であることを示しています。しかし、覚せい剤に次ぐ薬物については、特に最近数年間で様々な変化がありました。

この調査が始まった一九八七年の時点では、覚せい剤が最も多い割合ではあったものの、それと僅差で有機溶剤（揮発性溶剤、いわゆるシンナー）が二番目に多い乱用薬物でした。しかし、九〇年代に第三次覚せい剤乱用期を迎え、さらにその割合を大きくしていった覚せい剤とは反対に、有機溶剤は年々その割合を減じていきました。そして、二〇一〇年の調査では、ついに睡眠薬・抗不安薬といった精神科処方薬に追い越されて三番目の薬物になり、二〇一二年、二〇一四年には危険ドラッグの登場により四番目にまで転落しました。

かつてあれほどいたいわゆる「シンナー少年」はどこに消えたのでしょうか。実際、私自身、薬物依存症専門外来において、有機溶剤の乱用・依存を主訴に受診する患者には長らく会っていません。また、私は一五年前から非常勤嘱託医として少年院で非行少年たちの診察をしており、もちろんそのなかには違法薬物を使ったことで収容されている少年もいるわけですが、最近五、六年はほとんど有機溶剤を使って施設に入ってくる少年はいなくなりました。ごくまれに見かけることもありますが、そうした少年は、大抵、知的障害や発達障害を抱えていて、周囲の空気を読んだりする能力を欠いていたり、影響を受けるような仲間集団に所属することもできないがために、いまだに有機溶剤を使っているというのが実情です。

このように有機溶剤が廃れてしまったのは、かつて有機溶剤乱用の温床であった暴走族のような「不良文化」「ヤンキー文化」の衰退と関係している可能性があります。実際、少なくとも首都圏では暴走族はほとんど見かけなくなりました。たまに見かけても、かつてのような大集団での我が物顔の暴走ではなく、わずか一、二台のバイクで、暴走なのか、単なるツーリングなのかも区別しがたい、わびしい姿です。どうやら現代の子どもは、仲間とバイクをいじるよりも、一人で最新型のスマートフォンをいじることを好むようです。

有機溶剤の衰退と裏腹に、特に二〇〇〇年代以降、じわじわと乱用・依存患者が増えてきたのが、精神科の治療薬として使われている睡眠薬や抗不安薬です。その背景には、精神科クリニックの増加とともに精神科受診の敷居が下がったこと、さらには、自殺対策の一環として「うつ病の早期発見、早期治療」が促進されるなかで、かつてよりも多くの人たちが精神科医療にアクセスするようになったせいかもしれません。もちろん、そのこと自体は悪いことではないのですが、裏を返せば、一定の依存性を有する睡眠薬や抗不安薬の使用経験者も増えることを意味し、当然、そのなかで睡眠薬・抗不安薬を乱用する者も出てくるわけです。そうした事情が睡眠薬・抗不安薬乱用の台頭に影響していると考えられます。図2-3からもわかるように、直近の二〇一六年調査において、睡眠薬・抗不安薬は覚せい剤に次ぐ第二の乱用薬物となっています。

それから、忘れてはならないのが、いわゆる脱法ハーブなどに代表される危険ドラッグです。この危険ドラッグはかつて「脱法ドラッグ」との俗称で呼ばれていましたが、乱用拡大がなかなか収束しない状況のなかで、「「脱法」という表現があたかも法律によって許容されているとの誤解を招く」という指摘があり、それを受けて国民に新たな名称を募った結果、二〇一四年に「危険ドラッグ」に名称が変わりました。

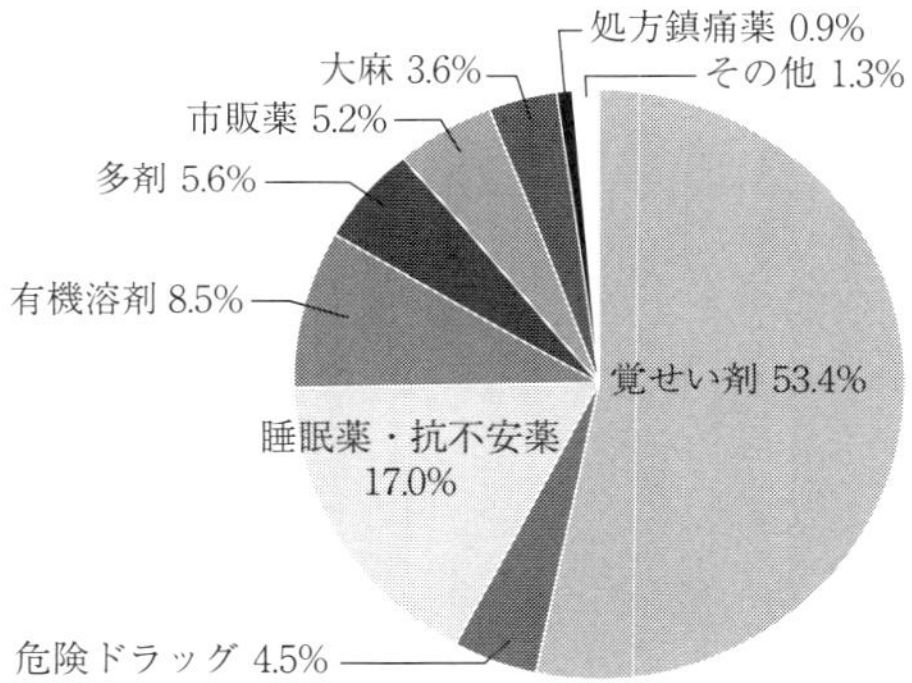

図２－３　2016年「全国の精神科医療施設における薬物関連精神疾患の実態調査」で収集した薬物関連障害患者2262例の主乱用薬物の内訳（出典：松本ら、2017年）

この危険ドラッグは、薬物依存症専門外来に二〇一一年頃より急増しはじめ、二〇一二年から二〇一四年にかけては、それこそ連日のように、多数の危険ドラッグ関連障害患者が受診してきました。病院調査では、二〇一二年調査より危険ドラッグ関連障害患者が突然出現し、乱用薬物としては睡眠薬・抗不安薬をわずかに上回り、覚せい剤に次ぐ第二位の乱用薬物となりました。二〇一四年調査では、危険ドラッグを乱用薬物とする患者の割合はさらに増えています。

しかし、政府による様々な規制が最終的には効を奏し、街中にあった危険ドラッグ販売店舗は次々に撤退し、次第に乱用者も危険ドラッグを入手できなくなりました。この規制については後述しますが、表面的には成功であったと思います。このおかげで、私自身、二〇一五年以降、危険ドラッグを乱用薬物とする新規の薬物依存症患者の診察はしていません（かつては危険ドラッグを乱用し、現在は別の違法薬物を乱用する患者には多数遭遇していますが）。そして、二〇一六年調査でも、危険ドラッグを乱用薬物とする薬物関連障害患者の数は、前回調査に比べて著しく減少しています。

ここまで述べてきた最近数年間の乱用薬物の「栄枯盛衰」から、ある傾向が指摘できるかと思います。図2-3からも明らかなように、覚せい剤はわが国の精神科医療現場における重要な乱用薬物であることはいうまでもありませんが、それ以外の乱用薬物の変化を見ていると、次第に、乱用される薬物が、睡眠薬・抗不安薬や危険ドラッグに代表されるような、「捕まらない薬物」「取り締まりにくい薬物」へとシフトしているということです。

実際、先に紹介した全国住民調査の二〇一五年度調査報告書でも、覚せい剤や危険ドラッグなどの生涯経験率が前回の二〇一三年調査に比べて減少しているのに対して、睡眠薬や鎮痛薬の使用経験率はむしろ増加していることは無視できません（特に、鎮痛薬については、最近一年以内の使用経験率が、二〇一三年調査の三四・三パーセントから二〇一五年調査では六二・九パーセントとほぼ倍増し、この傾向は二〇一七年度調査でも維持されています）。

いずれにしても、こうした医薬品乱用の増加は、単に規制強化、取り締まり強化だけで薬物問題を解決するのは困難な段階に達していることを意味しています。

さて、ここまでわが国の薬物乱用の実態と動向についての概略を説明してきましたが、ここから先は、最近数年間、わが国における薬物依存症臨床で問題となってきた三つの薬物――覚せい剤、睡眠薬・抗不安薬、危険ドラッグ――について詳述します。

2 覚せい剤――わが国における最重要課題

†強力な中枢神経興奮薬

覚せい剤は中枢神経興奮薬、それもかなりきわめて強力な中枢神経興奮薬に分類されます。代表的な覚せい剤としては、アンフェタミンとメタンフェタミンという二つの化学物質が知られています。これまで欧米では主にアンフェタミンが用いられてきたのに対し、わが国では、自国開発の覚せい剤であるメタンフェタミンが用いられてきました。ですから、わが国で覚せい剤という場合には、特に断りのない限り、それはメタンフェタミンを指しています。ちなみに、メタンフェタミンは、アンフェタミンの約四〇倍の効力があるといわれています。

覚せい剤には、神経細胞の末端からのドーパミン放出を促す作用があります。ドーパミンというのは、私たちの意欲や気分、あるいは覚醒度に密接に関係する神経伝達物質であり、覚せい剤はその放出を促すことを介して、意欲が高まったり、気分が高揚したり、眠気がなくなったりといった効果を発現するわけです。

しかし、弊害が二つあります。一つは、連用によって効果に対する馴れ（耐性形成）を生じやすく、効果を維持するには使用する量や頻度を増やす必要があります。常用していると、覚せい剤の効果が切れたときに一種の虚脱状態を呈し、無気力で何ごとも億劫でしかたがなくなります。

もう一つは、使用量・頻度が増えてくると、意欲や気分に対する覚せい剤の効果が低下するのとは反対に、覚せい剤が引き起こす一種の神経過敏傾向はむしろ徐々に強まってくることです。そして、そうした傾向が非常に強くなると、幻聴や被害妄想といった精神病症状へと発展するわけです。

それでも、最初のうちは覚せい剤を使うのをやめて数日経過すれば、こうした精神病症状も消失します。しかし、覚せい剤を使用しては精神病状態になるというのをくりかえすうちに、覚せい剤を長期間やめていても、幻聴や被害妄想が消えなくなり、統合失調症（薬物使用とは関係ない、体質的な要因で発症する精神疾患）と区別がつかない、慢性の精神病状態に陥ってしまう人もいます。

いずれにしても、覚せい剤使用に関連する精神病症状が出現すると、幻聴や妄想の世界と現実世界との区別がつかなくなります。特に、暴力や自殺を命令する幻聴や被害妄想が強烈になり、本人の行動を支配するようになると、自分や他人を傷つける行動につながってしまう危険性もあります。

覚せい剤は、わが国の刑事司法と精神科医療の双方において最も重要な薬物ですが、この薬物の歴史を語ることは、そのまま戦後のわが国の復興、発展、停滞の歴史を語ることでもあります。実際、不況の時期に合わせて覚せい剤乱用の拡大が見られ、同時にその時期にはわが国の自殺者数の増加も見られます。このことは、依存症と社会との関係を考えるうえでとても重要な示唆を含んでいると思います。

†第一次覚せい剤乱用期

すでに述べたように、覚せい剤は、もともとは「ヒロポン」という商品名で、気管支喘息やうつ病の治療薬、あるいは肉体疲労時の滋養強壮剤として用いられてきた歴史があります。第二次世界大戦中においては、日本軍において兵士の士気向上や、夜間行軍や軍需工場での徹夜労働に際しての眠気覚ましとして用いられる軍需品でもありました。特攻隊隊員たちが出撃直前の気分高揚のために使っていたという話を、どこかで耳にしたことがあるという人も少なくないでしょう。

しかし敗戦によって、軍需品だったヒロポンは大量に市中に放出されました。その結果、戦後の混乱期、新聞記者や作家、受験生や大学生といったインテリ層を中心に眠気覚ましとして用いられるようになりました。実際、無頼派の小説家である坂口安吾や織田作之助などは、堂々と人前でヒロポンを注射していたことが語り継がれています。

このように多くの人たちがヒロポンを使用するなかで、その薬理作用によって躁《そう》状態や精神病症状を呈する乱用者が続出し、社会問題となりました。これが、第一次覚せい剤乱用期といわれる時期です。

こうした事態に危機感を持った政府によって一九五一年（昭和二六年）に制定されたのが、覚せい剤取締法です。これにより覚せい剤は違法薬物となり、多数の覚せい剤「愛好家」が覚せい剤取締法事犯者として検挙されたのです。その結果、新たに手を出す者はいなくなり、乱用は急速に沈静化していきました。

†第二次覚せい剤乱用期

その後、わが国は高度成長期に突入し、国民の生活は豊かになっていきました。所得は年々増え、企業も終身雇用と手厚い福利厚生を保証し、国民の多くが未来に希望を持つことができるようになりました。しかし、一九七〇年代になると、そうした経済的成長にも陰りが出てきました。二度の世界的な石油危機によってダメージを受けた大企業のなかには、戦後初のリストラを敢行するところも出てくるなどして、消費が冷え込み、社会が不景気を呈するようになったわけです。

こうした不景気の煽りを受けたのが暴力団でした。これまでは歓楽街の飲食店から徴収したみかじめ料を主な収入源としてきましたが、消費が冷え込んで飲食店の客足が遠のいていくと、当然ながら暴力団の収入も少なくなります。そこで、新たな資金源としてこの覚せい剤の密売に着手するようになったといわれています。つまり、違法化によって、覚せい剤を取り扱う人が、薬局や医療機関からアンダーグラウンドの反社会的組織へと変化したわけです。

それでも当初は、覚せい剤の密売は歓楽街に集まる、いわゆる「遊び人」をターゲットに展開されていましたが、次第に郊外で生活する一般人まで巻き込むかたちで顧客を開拓するようになりました。こうして一九七〇年代後半〜八〇年代には、再び覚せい剤取締法事犯による検挙者が増加する事態となったわけです。これが第二次覚せい剤乱用期です。

この時期に流通していた覚せい剤は、かつてのヒロポンの頃よりもはるかに純度の高いものであったと推測されています。その根拠は、第二次覚せい剤乱用期の覚せい剤による中毒症状が、第一次覚せい剤乱用期とは異なっていたことにあります。

第一次覚せい剤乱用期に、東京都立松沢病院において多数の覚せい剤中毒患者を治療・観察した立津政順《たてつせいじゅん》たちは、覚せい剤中毒の精神症状として最も多いのは躁状態であり、意識障害は見られないという指摘をしています。しかし、第二次覚せい剤乱用期の覚せい剤中毒患者を多数治療した、同じ松沢病院の精神科医たちの報告では、最も多い精神症状は幻覚・妄想状態であり、意識障害もまれではないことが明らかにされているのです。

こうした症状の違いは何を意味するのでしょうか。通常、覚せい剤が脳に対して作用した場合、その量や濃度が高まるにつれて、躁状態→幻覚・妄想状態→意識障害と進展します。このことを踏まえれば、第二次覚せい剤乱用期に流通していたものが、第一次覚せい剤乱用期よりも高濃度であったと推測されます。おそらく暴力団は、より多くの資金を集めるべく、覚せい剤の純度を高めて依存性を増し、乱用を拡大させることを狙っていたのでしょう。

高純度の覚せい剤が乱用されたことの影響なのか、あるいは、違法薬物となったことで、もともと反社会的な生き方をしてきた人たちが覚せい剤を使うようになったためなのかわかりませんが、この第二次覚せい剤乱用期には、覚せい剤使用歴を持つ人が幻聴や妄想の影響下で残虐な殺傷行為におよぶという事件が何件か発生しています。特に有名なのは

「深川通り魔事件」ですが、いずれの事件も、不特定多数を標的とした「通り魔殺人」であるという点が共通しており、そのことが人々を震撼させました。

こうした人々の恐怖感、社会全体の不安感が、一九八〇年代後半、日本民間放送連盟が展開した覚せい剤追放キャンペーンの「覚せい剤やめますか、それとも人間やめますか」という強烈なキャッチコピーを生み出したのでしょう。そして、その時代のイメージは、今日の薬物依存症者に対する偏見に無視できない影響を与えているように思われます。

†第三次覚せい剤乱用期

この第二次覚せい剤乱用期が収束しきらずに、検挙者数がほぼ横ばいで推移していた一九九〇年代半ば、バブル崩壊後の不景気のなかで、再び覚せい剤取締法事犯による検挙者の急増が見られました。これが第三次覚せい剤乱用期です。

第三次覚せい剤乱用期の特徴は、覚せい剤の呼称と使用方法に新たな動きが見られた点にあります。これまで覚せい剤の俗称は「シャブ」といわれてきましたが（その語源は、「骨までシャブり尽くす」とか、使用時の鳥肌が立つような快感にちなんだ「シャブい」＝「寒い」に由来するとされています）、この頃より「スピード」とか「エス」といった、現代的な名称が使われるようになりました。

それから、従来、覚せい剤はもっぱら静脈注射で使用されてきましたが、この頃より、覚せい剤粉末をガラスパイプの中や、アルミホイルの上に置き、下から火で炙《あぶ》って気化してくる煙を口から吸い込む方法（加熱吸煙法、通称「アブリ」）が用いられるようになりました。この方法は、一九八〇年代にＨＩＶ感染が社会問題になった際、注射器の共用によるＨＩＶ感染を恐れるヘロイン乱用者のあいだで用いられるようになり、やがて米国においてクラック・コカイン（コカイン塩酸塩を重曹で処理して塊状の結晶に加工し、加熱吸煙できるようにしたもの）の使用法として広まりました。その方法が、ハワイにおいてメタンフェタミンにも転用されるようになり、わが国に輸入されたわけです。

加熱吸煙法は、「スピード」とか「エス」といった一見ファッショナブルな呼称と相まって、新たな乱用層、特に若年の乱用層を開拓するのに大きな役割を果たしました。この方法は、静脈注射に比べて使用に際しての心理的抵抗感が少なく、注射痕が残らないことから覚せい剤使用が周囲に発覚する可能性が低いなどのメリットがありました。いずれも、初めて試みる際の「心のハードル」を下げる効果があると思います。

また、静脈注射特有の、使用直後の「ラッシュ・センセーション」（身体中がゾクゾクして鳥肌が立つようなオーガズム様の体験）はなく、マイルドな効き方であることも、使用者を安心させる要因であったと思います。実際、この当時、乱用者のあいだではしばしば、

「覚せい剤はアブリ（加熱吸煙）ならばハマらないから大丈夫。ポンプ（静脈注射）でやるようになるとヤバい」という噂が流布していました。おそらくそうした噂も乱用拡大に一役買った可能性があります。

もちろん、これは迷信にすぎません。私自身の研究では、加熱吸煙法で用いていた覚せい剤依存症患者の方が、静脈注射で用いていた患者よりも、短期間の使用で依存症的な使用パターン（自分の意志で使用する頻度や量をコントロールできなくなる）に陥っていることがわかっています。静脈注射に比べると使用法が簡便なので、タバコ感覚で気軽に使ってしまい、結果的に使用頻度や使用量が思いのほか多くなってしまうのかもしれません。

また、幻覚や妄想を体験するまでの期間についても、加熱吸煙法で使用していた患者の方が短期間でした。ただし、ひとたび幻覚・妄想などの精神病症状が発現した場合、その症状を治療するには、静脈注射で使用していた患者の方がより大量の抗精神病薬を必要としていました。

ともあれ、加熱吸煙法が持つ、見た目の印象や効果のマイルドさは、皮肉にも覚せい剤への恐怖心を減じ、乱用者の裾野を広げるのに一役買ったわけです。もちろん、それは一種の罠であり、すでに述べたようにコントロールを失いやすい傾向がありました。しかも、この方法は効率の悪い方法で、静脈注射と同じ効果を得るには、およそ倍量の覚せい剤粉末が必要です。したがって、依存が進行して使用量や使用頻度が高まってくると、経済的な効率性から最終的には静脈注射に切りかえざるをえなくなります。そして、ひとたび静脈注射に移行して「ラッシュ・センセーション」を体験すると、もう後戻りはできなくなり、急激に覚せい剤への耽溺《たんでき》が深刻化する、というパターンが非常に多いように思います。

†覚せい剤の乱用状況と対策の課題

現在、この第三次覚せい剤乱用期の勃興から二〇年を経過しています。その間、覚せい剤取締法事犯の新規検挙者数は緩やかに減少しており、その意味では、もはやこの乱用期は終焉しているといってよいかもしれません。

しかし、それにもかかわらず、覚せい剤取締法違反による検挙者数は増加の一途をたどっています。検挙者の年代を見てみると、かつての二〇~三〇代から四〇~五〇代へと上昇しており、しかも、過去に複数回、同じ罪名での逮捕歴を持つ人ばかりです。つまり、同じ人が何度も逮捕され、受刑をくりかえしているわけです。このことは、もはや刑罰だけでは覚せい剤問題を解決できなくなっている現実を示しています。

それからもう一つ、現代ならではの新たな問題も出現しています。スマートフォンとSNSの普及により覚せい剤の購入が容易になったのです。「宅配サービス」までしてくれる売人もいます。その結果、外出して人に会うという手続きなしに覚せい剤を入手できるようになりました。また、ひとたびこうした手段で購入すると、その後も定期的に購入を勧めるSNSメッセージやメールが届くために、「もうやめよう」と決意しても、そのたびに気持ちが激しくぐらつきます。

断薬を成功させるには、スマートフォンを手放すのが最も手っ取り早い方法です。とはいえ、現代人にとってもはやスマートフォンは日常生活に欠かせないツールとなっており、本人がそのことを決心するのは、現実には非常にむずかしく、治療においても私たちを悩ませる問題となっています。

3 睡眠薬・抗不安薬

†ベンゾジアゼピン受容体作動薬

すでに述べたように、精神科などの治療で処方される睡眠薬・抗不安薬は、いまや覚せい剤に次ぐわが国第二位の乱用薬物となっています。ここでいう睡眠薬・抗不安薬とは、ベンゾジアゼピン系もしくはその近縁薬剤を指し、いずれも脳内に存在するベンゾジアゼピン受容体に作用する中枢神経抑制薬です。その意味では、共通する作用メカニズムにもとづいて、ベンゾジアゼピン受容体作動薬といった方が適切でしょう。

ベンゾジアゼピン受容体作動薬は、神経細胞のベンゾジアゼピン受容体に作用することで、その細胞からのGABA（ガンマ・アミノ酪酸）という神経伝達物質の放出を促します。この神経伝達物質は、中枢神経系に広く影響を与え、不安を落ち着け、眠気を催させる作用を発揮します。そして臨床的に重要な性質は、動物実験レベルでは明確な精神依存は証明されないものの、身体依存についてはかなりすみやかに形成されるという点にあります。このことが、この薬剤のやめにくさに関係しています。

ベンゾジアゼピン受容体作動薬に分類される睡眠薬・抗不安薬は、今日、あらゆる診療科で広く処方されています。その理由は、かつて抗不安薬として用いられたメプロバメートや、睡眠薬として用いられたバルビツレート系やブロムワレリル尿素系の薬剤に比べて依存性、ならびに大量摂取時の危険性が低いという点にあります。しかし海外では、一九七〇年代には早くもジアゼパム（ベンゾジアゼピン系の抗不安薬）の乱用・依存が問題化し、その危険性が指摘されるようになりました。

一九八〇年代になると、治療で用いる通常量のベンゾジアゼピン受容体作動薬であっても、漫然と服用を続けていると、服用した状態に中枢神経系が馴れてしまい、服用を中断しようとすると不安や焦燥感などの離脱が生じ、断薬がむずかしくなる状態（常用量依存）に陥ることが指摘されるようになりました。この常用量依存は、耐性や離脱（身体依存）こそ認められるものの、使用量がエスカレートしていく傾向や、薬物への強烈な欲求（精神依存）を欠いているという点で、薬物依存症とは峻別されるべき病態です。しかし、漫然と服用を続けていると、高齢になった際に転倒や意識障害、認知機能障害といった問題を引き起こすという点で、看過できない健康問題であることは確かです。

欧米では早くからベンゾジアゼピン受容体作動薬の漫然とした処方については、治療ガイドラインなどを通じて処方する側の医師に様々な警告を発してきました。たとえば、英国をはじめとした欧州のいくつかの国では、二〇〇六年以降、ベンゾジアゼピン受容体作動薬の処方可能な期間に制限を課し、漫然とした投与を規制するようになっています。それに比べると、わが国の治療文化はベンゾジアゼピンに寛容であったため、急激な方向転換には種々の困難が伴い、長期処方への対策も遅れている状況があります。後述するように、そのことが睡眠薬・抗不安薬の乱用（医師の指示から逸脱した使用）を促してきたことは否めないでしょう。

†睡眠薬・抗不安薬乱用者の臨床的特徴

睡眠薬・抗不安薬乱用者は、これまでわが国には存在しなかった新たな薬物乱用者層といえます。というのも、戦後以降一貫してわが国最大の乱用薬物である覚せい剤の依存症患者と比較すると、いくつかの相違点があるからです。たとえば、覚せい剤依存症患者に比べて女性が多く、年齢が若く、学歴が高く、非行歴・犯罪歴を持つ人が少ないといった特徴です。それから、過量服薬による自殺企図経験者が多いのも、臨床的には重要な特徴といえるでしょう。

しかし、最も重要な相違点は、薬物使用動機の違いです。覚せい剤依存症患者の多くは、少なくとも本人が自覚しているかぎりでは、「刺激を求めて」「誘惑されて」といった、刺激・快楽希求的な動機から使用するのに対し、睡眠薬・抗不安薬依存症患者の場合は、「不眠や不安を軽減するために」「抑うつ気分を改善するために」といった、苦痛を緩和する目的から使用する人がほとんどです。このことからわかるのは、たとえ何らの快感をもたらさなくとも、「耐えがたい苦痛を緩和してくれる効果」があれば、その薬物は十分に人を依存症にさせる危険性がある、ということです。

それにしても、苦痛を緩和することもまた人を依存症にさせうる、という事実は、医療者を非常に悩ましい問題に直面させます。というのも、この指摘は、私たち医療者のミッションである、「患者の苦痛を緩和する」という善意の行為が患者を依存症にさせる危険をはらんでいる可能性を示唆しているからです。実際、私たちの調査では、睡眠薬・抗不安薬依存症患者の七五〜八五パーセントは、その乱用薬物を精神科医から入手していることが明らかにされています。多くの場合、彼らは不安、不眠、あるいはうつ状態を主訴として精神科に受診し、治療薬としてベンゾジアゼピン受容体作動薬の睡眠薬・抗不安薬を処方されたのを契機として、次第に処方の指示から逸脱した服用をするようになり、依存症を発症するのです。

もちろん、処方医の側にも責任はあります。私たちの調査では、処方薬依存症を作りやすい精神科医療の特徴として、三つの処方行動が明らかになっています。第一に、比較的高力価で短時間作用型（切れ味がよく、患者が効果を自覚しやすい薬剤）のベンゾジアゼピン受容体作動薬を複数重ねて処方したり、乱用者のあいだでブランド化されて人気のある、乱用リスクの高い薬剤を無思慮に処方したりすることです。第二に、薬剤を貯めている可能性を顧慮せずに、漫然とした処方を繰り返すこと――たとえば、前回四週間分処方したのに、一週間しか経たないうちに「薬を紛失した」などという理由で受診した患者に対して、再び四週間分処方するなど――です。そして最後に、診察なしで処方箋のみ出す、すなわち、医師法で禁じられている「無診療投薬」です。

かつて私が薬物依存症臨床の駆け出しの頃、ダルク(薬物依存症当事者が運営する依存症回復施設)の職員から、冗談めかして「精神科の医者って、「白衣を着た売人」みたいですよね〜」といわれることが何度かありました。そのたびに、まだ若い駆け出しの精神科医であった私はひそかに傷つき、正直、怒りさえ感じたものでした。しかし、あれから二〇年の歳月を経てこうした調査の結果を見てみると、残念ながら、当時のダルク職員の言葉もあながちまちがいではなかったことに気づかされます。

ちなみに、乱用者のあいだでブランド化されている睡眠薬・抗不安薬とは、どういったものなのか、ここに記しておきましょう。私たちが隔年で行っている全国の精神科医療施設調査では、毎回、睡眠薬・抗不安薬乱用患者がどのような薬物を乱用しているのかを集計し、ランキング表を作成していますが、ランキング上位常連薬剤はほぼ固定されています。第一位は、エチゾラム(商品名デパス)、第二位は、フルニトラゼパム(商品名ロヒプノール、サイレース)、第三位はトリアゾラム(商品名ハルシオン)、そして第四位はゾルピデム（商品名マイスリー）です。

これらの薬剤はいずれも、すでに述べたような、「比較的高力価で短時間作用型」という、「切れ味がよく、患者が効果を自覚しやすい薬剤」です。それだけに患者からの人気が高く、処方すると患者の満足度も高いために、処方される頻度も高い薬剤です。もしかすると、これらの薬剤を処方する医師は、「あの先生が処方してくれる薬はとてもよく効く」と患者からの評判がよいかもしれません。

しかし、本来は薬剤などでは解決しない困難な現実の苦悩（たとえば、多重債務の悩みや夫婦間の不和、ドメスティックバイオレンス被害など）がある場合、薬剤で苦痛を取り去るだけの対応を漫然と続けているのは危険です。そうした問題の現実的な解決のために行動を起こさずに、苦しい現実に過剰適応するために薬剤で一時的に苦痛を紛らわしていると、どんどん薬剤の量が増えていき、最終的には依存症の状態に陥る危険性があります。

もちろん、患者からの人気が高いということは、それだけ薬剤として優れた面があるのも事実です。したがって、ベンゾジアゼピン受容体作動薬に関しても、「今日の医療にまったく不要」とか、「何があっても処方するのはダメ」と断じることはできません。現状では、どうしてもやむえない場合に、慎重に、そして処方期間をあらかじめ限定したうえで、一種類だけ処方するのが妥当だと思います。

†必要なのは精神科医療の質の向上

睡眠薬・抗不安薬乱用の予防のためには、処方する側である医師はもとより、看護師なども含めたすべての医療者に対する教育が必要です。理想的には、医学部や看護学部の教育課程においてベンゾジアゼピン受容体作動薬の問題点を十分に教育しておく必要があるでしょう。実際、私自身、医学部での教育、あるいは、卒業後の研修で、そういった教育はまったく受けたことがありませんでした。おそらくはそのせいで、医師や看護師といった医療従事者は意外に睡眠薬や抗不安薬に対する抵抗感が乏しいのかもしれません（なかには、自ら常用していることを公言してはばからない人もいるほどです）。

もちろん、政策による管理・規制も必要です。実際、平成三〇年度の診療報酬改訂では、ベンゾジアゼピン受容体作動薬を三種類以上処方した場合には、処方した側の医療機関の診療報酬が減算される、あるいは、精神科以外の一般診療科で、ベンゾジアゼピン受容体作動薬を同一用法で一年以上処方した場合にも診療報酬の減算とする、といった政策が打ち出されています。ただし、すでにベンゾジアゼピン受容体作動薬の処方期間の上限を、症状によって二〜一二週間に制限している英国やデンマーク、イタリア、フランスなどのヨーロッパ諸国に比べると、わが国の政策面での遅れは否めません。

私自身は、診療報酬の減算や処方期間の制限といった、あたかも医療費削減の口実ともとれる小手先だけの政策だけでは不十分であると考えています。睡眠薬・抗不安薬乱用には、わが国における薬物療法偏重の精神科医療が根深く影響していますが、その背景には、短時間で多数の患者を診察せざるを得ない、という「薄利多売」的な精神科医療の現実があります。結局、一番時間がかからず、そして一番コストが安いのは薬物療法なのです。たくさんの援助者がかかわる、丁寧な医療サービスを提供するのが理想ですが、人件費ほど高価なものはありません。

その意味では、薬物療法以外の治療法――心理療法や訪問支援サービス、あるいは各種の福祉サービスの充実など――を、手間暇かけて行える治療的環境を実現する必要があるでしょう。

4 危険ドラッグ

†危険ドラッグ・フィーバー

ちょうど二〇一一年から二〇一四年にかけての四年間、私が担当する薬物依存症外来は、危険ドラッグによって様々な症状を呈した患者で、文字通りてんやわんやの大騒ぎでした。特に二〇一二年以降は、外来の待合室は、たくさんの危険ドラッグ依存症患者でごった返し、私自身、ほとんど学校の健康診断のような勢いで、次から次へと患者の診察をこなさなければいけないありさまでした。

その頃から、危険ドラッグを使用したドライバーによる自動車事故が相次いで報道されるようになりました。さらに二〇一四年に入ると、その手の報道が激増し、テレビや新聞は危険ドラッグの話で連日持ちきりという状態、皮肉な表現ではありますが、「危険ドラッグ・フィーバー」と呼びたくなるほどの状況でした。

さて、危険ドラッグとは、すでに述べたように「脱法ドラッグ」と通称されていたもので、覚せい剤や大麻といった違法薬物に少し改造を加えることで、巧みに法規制の網の目をかいくぐった薬物を指しています。どのような改造かというと、薬物の化学構造式を「樹木」にたとえれば、「幹」の部分はそのままで、「枝葉」に当たる部分にだけちょっとした変更を加えるというものです（図2-4参照）。わが国では、規制対象となる薬物はすべて化学構造式で定義されているので、こうした変更によりその薬物は法規制に引っかからず、それでいて、もともとの違法薬物とよく似た効果を維持することができるわけです。まさに「脱法」的といえるでしょう。

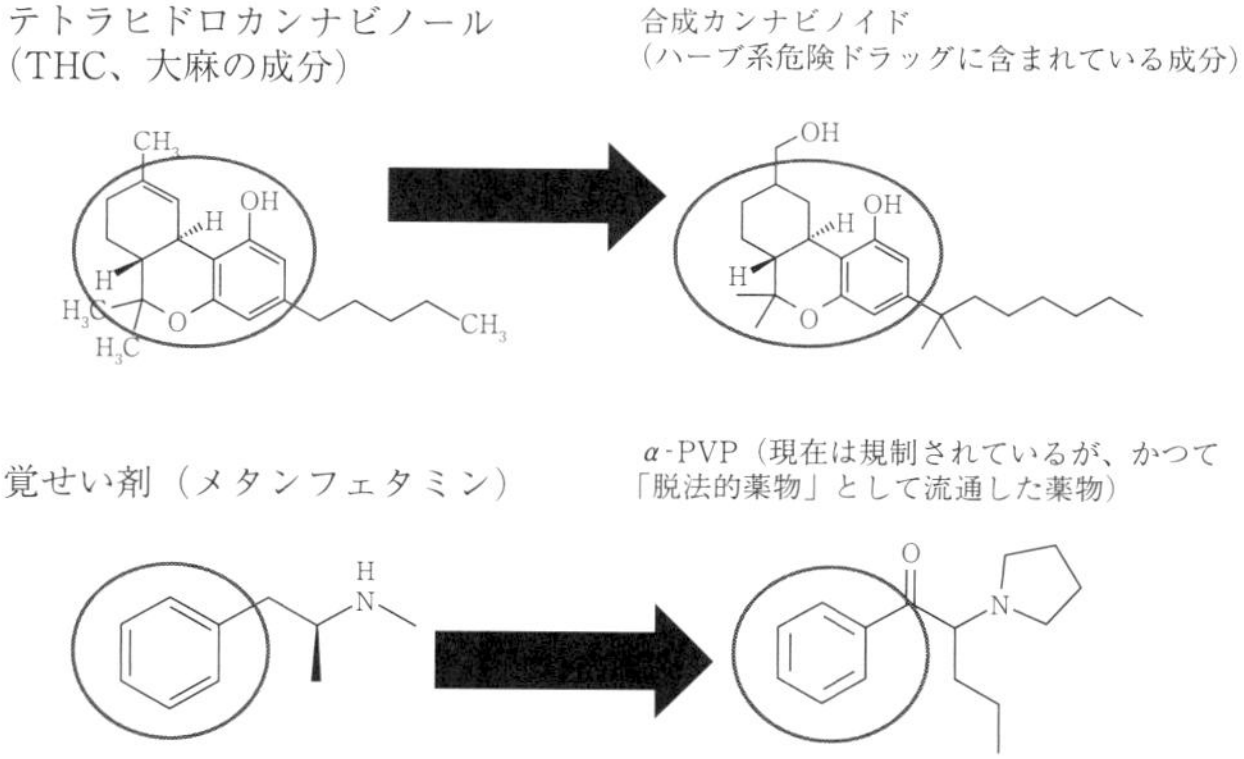

図2-4　危険ドラッグはなぜ「脱法」なのか

それにしても、危険ドラッグは、文字通り本当に「危険」な薬物でした。私たちの調査では、危険ドラッグは覚せい剤以上に依存症や精神病を引き起こす危険性が高い可能性が明らかにされています。いまや薬物の危険性は違法かどうかでは判断できない時代に突入したのです。

†「脱法」的薬物との戦いの歴史

それでは、なぜ危険ドラッグは短期間のうちに乱用者を拡大し、このような一種の「フィーバー」状態となったのでしょうか。

この問いに答えるには、まずはわが国の「脱法」的な薬物との戦いの歴史を振り返る必要があります。

実は、わが国には、二〇一一年以前にも、危険ドラッグのような「脱法」的な薬物が存在していました。その先鞭をつけたのが、一九九〇年代後半に乱用が問題化したマジックマッシュルームです。マジックマッシュルームは、サイロシビンという強力な幻覚薬成分（一ミリグラムあたりの再幻覚作用の力価はＬＳＤの四〇倍といわれています）を含むキノコで、これを乾燥させたものをオムレツに混ぜて食べたり、粉末状にしたものをスープやお茶に混ぜたりして摂取すると、数時間におよぶ知覚変容状態が体験できるというものです。

マジックマッシュルームの「脱法性」は、それが「薬物」ではなく「植物」として扱われていた点にあります。たとえば、有効成分であるサイロシビンを抽出すれば、麻薬及び向精神薬取締法（以下、麻向法）違反ですが、海外から「マジックマッシュルーム栽培キット（マジックマッシュルームの胞子）」を個人輸入するのはまったく問題にならなかったわけです（胞子にはサイロシビンが含まれていないため）。このため若者を中心に乱用が広がり、マジックマッシュルーム摂取下での交通事故などが社会問題化しました。

さらに二〇〇五年頃には、5-Meo-DIPT（5-メトキシ-N、N-ジイソプロピルトリプタミン：通称「ゴメオ」「フォクシー」）や2Cシリーズ（2C-I・2C-T-2・2C-T-4など）、ＧＨＢ（ガンマ・ヒドロキシ酪酸）といった薬物も社会問題化しました。これらの薬物は、幻覚薬としての作用がありながらも、当時はまだわが国では規制されておらず、市中のアダルトショップなどで「合法ドラッグ」として販売されていました。その結果、薬物摂取による急性精神病を呈して精神科に強制入院させられるケースが相次ぎ、なかでも5-Meo-DIPTについては、この薬物を摂取した若者が酩酊下で恋人を刺殺する、という衝撃的な事件まで起こってしまったのです。

しかし、いずれの薬物についても、国は乱用が深刻に拡大する前に火種を消すことができました。その方法は、それらの脱法的な薬物を、麻向法による新たな規制対象薬物と定め、「違法薬物」にするというものでした。その方法は、少なくとも当時の時点では有効だったと思います。なぜなら、その規制を境にして、私自身、マジックマッシュルームや5-Meo-DIPTを乱用する患者をめっきり見かけなくなったからです。

これは、わが国にとって成功体験となりました。だからこそ二〇〇九年以降、少しずつ流通しはじめた「化学構造式の「枝葉」にあたる部分を改造した」タイプの脱法的な新規薬物に対しても、新たに規制を加えて違法薬物化するという方法で対応してきたわけです。

もちろん、薬物供給者側もそれですごすごと引き下がったりしませんでした。今度は、違法化された薬物の化学構造式をさらに改造したものを開発し、流通させたからです。そのため、供給者側と規制側の攻防は、ほとんど「イタチごっこ」ないしは「モグラ叩き」の様相を呈するようになりましたが、それでも二〇一一年以前までは、そのような「脱法」的薬物の爆発的流行には至りませんでした。

†危険ドラッグ・フィーバーが発生した要因

それでは、なぜ従来の対策では、二〇一一年以降の「危険ドラッグ・フィーバー」を防げなかったのでしょうか。

それは、供給者側が「新薬」開発をきわめて速いペースで展開するようになったからです。たとえば、これまでは、脱法的薬物の規制に対して、その薬物を改造した新たな脱法薬物を一種類開発していたとすれば、二〇一一年以降は、同時に四種類、五種類の脱法的薬物を開発し、しかも一つの製品に複数種類の成分を混ぜるわけです。さらに、国の新たな規制を待たずして、さらに化学構造式を改造した新種をやはり複数種類流通させます。これをそれこそ数ヶ月単位でくりかえしていく方法です。

こうなると、もはや国の規制が追いつきません。というのも、新たな危険ドラッグ製品に含有されている脱法的成分の化学構造式を同定するのには、数ヶ月を要するといわれています。また、一つの製品に複数種類の脱法的成分が含まれていると、この同定作業がますます困難となります。これが数ヶ月単位でくりかえされるわけです。もはや「イタチごっこ」ではなく、「一方的に手の甲をつねられっぱなし」の状態、あるいは、「モグラ叩き」ではなく、「同時多発的に出没するモグラを前にして、ハンマーを手にしたまま、ただ呆然としている」状態となってしまったからです。

さらに、どうやら危険ドラッグの開発者は、日本の薬事関連法に精通しており、徹底的に日本を「狙い撃ち」している印象がありました。確かに海外でも、危険ドラッグと同様の化学物質は社会問題となっていましたが、それでも、日本ほどひどい状況になっている国は他になかったからです。

なぜでしょうか。理由は簡単です。海外の報告を見ると、危険ドラッグに相当するNPSを乱用しているのは、大抵は未成年でした。海外の乱用者は、成人になるとコカインやヘロインといった、従来から存在する違法薬物を使うようになっていたからです（これには、海外では、違法薬物の大量所持や売買が犯罪となっている一方、自己使用や少量所持が犯罪化されていないことも関係していると思います）。

ところが、日本では、いい年をした成人の薬物乱用者がこぞって危険ドラッグを乱用していました。おそらく危険ドラッグ供給者にとって、日本は、世界最大の危険ドラッグ消費地として、巨大なマーケットと見なされていたのでしょう。そして興味深いことに、わが国では、新しいタイプの危険ドラッグ――つまり、含有成分が規制対象になっていない製品――は高い価格で取引された一方で、古いタイプの、すでに含有成分が規制対象となってしまった危険ドラッグについては、ほとんどダンピングといってよいほどの「叩き売り価格」で取引されていたのです。

要するに、日本人ほど薬物に関して「脱法」であることを尊び、高い価値を置く国民は、他にいないのです。いいかえれば、危険ドラッグ供給者から日本が「狙い撃ち」されたのは、皮肉にも、わが国の厳しい法規制、それから、日本人の高い遵法《じゅんぽう》精神が、「脱法」的な薬物の市場価値を高めていたわけです。

†「包括指定」という規制強化がもたらしたもの

危険ドラッグ使用下での交通事故や暴力事件などが社会問題化するなかで、国は危険ドラッグに対して何度となく規制を追加していきました。しかし、そもそも危険ドラッグに含まれる成分の同定は遅々として進まず、供給者側の開発スピードに大きく遅れをとっていたのです。それどころか、供給者側の開発スピードはますます加速しているような印象さえ受けました。もはや「イタチごっこ」「モグラ叩き」の限界です。

ここで国が打ち出した新たな規制が「包括指定」といわれるものです。要するに、これまでの規制方法が化学構造式の「枝葉」の部分を改造した新成分が登場するたびに後追い的に規制していたのに対し、二〇一三年より、「「枝葉」をどんなに変えてもダメ、「幹」に当たる部分が同じならアウト!」という、先回り的な規制方針をとるようにしたのです。

その時点までに、危険ドラッグに含まれる主要成分の「幹」にあたる化学物質には、二つの系統があるとの目星がついていました（図2-4参照）。一つは、「合成カンナビノイド系」（大麻に含まれるテトラヒドロカンナビノールの類似成分）でした。これは、主に、乾燥植物片に精神作用を持つ成分を混ぜ込んだハーブ系製品（俗に「脱法ハーブ」と呼ばれた製品）に含まれているもので、これは中枢神経抑制薬の作用がありました。そしてもう一つは、「カチノン系」（覚せい剤であるメタンフェタミンの類似成分）です。これは粉末状のパウダー系製品、あるいは、液体状のリキッド系製品に含まれており、主に中枢神経興奮薬としての作用がありました。

国は、まず二〇一三年三月に合成カンナビノイド系成分に対する包括指定を行いました。その結果、供給者側は、ハーブ系の製品に合成カンナビノイドを含有させることができなくなりました。しかし、それで簡単に諦めるような供給者ではありませんでした。今度は、これまでパウダー系やリキッド系の製品に使っていたカチノン系の成分を、ハーブ製品に含有させるようになったのです。

すると、ハーブ系製品愛用者は、使用した際の自覚的効果の変化に一瞬戸惑いました。なにしろ、それまで大麻類似の「ダウナー系」効果を求めていたのに、ある時期を境に、覚せい剤類似の「アッパー系」効果を感じるようになったからです。しかし、この変化で乱用者がハーブ系製品から離れるかといえば、そうではなく、むしろ覚せい剤類似の強烈な効果に惹かれ、危険ドラッグへの傾倒や耽溺を深める人が非常に多かったと思います。

次いで国は、二〇一四年一月に二回目の包括指定を実施しました。今度は、カチノン系成分を規制しました。そうすれば、危険ドラッグ成分の主要な二つの系統が使えなくなり、完全に供給者側も手詰まりになって、もはや新製品を流通させることはできないと踏んだのかもしれません。

しかし、その予想は裏切られました。というのも、二回の包括指定後も危険ドラッグの新製品は、続々と流通したからです。それどころか、二回目の包括指定を終えた二〇一四年の四月あたりから、診察室で出会う危険ドラッグ依存症患者が見せる、急性中毒時の症状が以前にも増して深刻になってきました。けいれん発作を起こしたり、突然、錯乱状態を呈して措置入院になったり、全身が硬直し、昏睡状態に陥ってしまったりするようになったのです。二人ほどですが、私の患者で死亡してしまった人もいました。実際、あちこちで危険ドラッグ使用に関連した交通事故が多発しはじめたのも、この二回目の包括指定を終えた後からでした。

私はおよそ二〇年間、薬物依存症の臨床にかかわってきましたが、このような症状を示す薬物とは出会ったことがありませんでした。しかし、昔、海外の文献でそのような薬物のことを読んだことはあったのです。それはフェンサイクリジン（通称「エンジェルダスト」）という薬物です。その症状に非常によく似ていると思いました。

フェンサイクリジンとは、中枢神経作用薬の分類としては幻覚薬に相当する薬物です。一九六〇～七〇年代、米国ワシントン州を中心に乱用が拡大した恐ろしい薬物で、「目の前にいる人間がすべて敵に見える」といった妄想を生じさせ、深刻な暴力事件を頻発させた、実に恐ろしい薬物です。さいわいにもわが国には上陸しておらず、私自身、これまで一人もフェンサイクリジン中毒患者を診たことはありません。

「まさか」とは思いましたが、当時の私は、念のために簡易検査キットで危険ドラッグ乱用患者の尿を調べてみました。すると、フェンサイクリジンの陽性反応が出るではないですか。それで大慌てで外部の研究室にお願いし、さらにその尿を精密検査にかけてもらいましたが、精密検査ではフェンサイクリジンは検出されず、未知の成分が同定されました。その未知の成分とは、フェンサイクリジンの化学構造式の「枝葉」の部分を改造した物質だったようです。化学構造式が似ているせいで、簡易検査ではフェンサイクリジンの偽陽性反応が出てしまったのでしょう。

この一件が物語っているのは何でしょうか。それは、規制の強化がかえって危険ドラッグを恐ろしいモンスターへと突然変異させてしまったのではないか、ということです。

†危険ドラッグ・フィーバーの唐突な終焉

しかし、冒頭にも述べたように、二〇一五年に入った途端、危険ドラッグ・フィーバーは唐突に終焉を迎えます。危険ドラッグ関連の交通事故報道はとんと聞かなくなり、薬物依存症専門外来にも、危険ドラッグ依存症患者の新規受診がぱたっと途絶えました。

その原因は明白でした。二〇一四年一一月に施行された改正薬事法（医薬品医療機器等法）です。この法律は、立ち入り検査命令や販売等停止命令の対象を拡大したもので、簡単にいうと、「何となくヤバそうな製品は売っちゃダメ、どうしても販売したけりゃ、自分たちでその安全性を科学的に証明しなさい」という規則です。これにより、全国各地の危険ドラッグ販売店はいっせいに店をたたみ、商売から撤退していきました。

このときの販売店の撤退ぶりのすばやさ、潔さには、いささか呆れるというか、正直、拍子抜けしました。覚せい剤の売人が相手であったら、こうはいかないはずです。もっと粘り、地下に潜り、あの手この手を使って販売を続けた気がします。しかし、危険ドラッグの販売者は違いました。

理由は簡単です。危険ドラッグの販売者は自分たちの売り物に対する「愛」がなかったからです。覚せい剤の売人というのは、必ず客に商品を売る前に自分で試すものです。客の覚せい剤の使い方があまりにひどい場合には、ときには説教したり、売らなかったりもします。なかには、女性や子どもには売らないというルールを持っている売人もいるほどです。妙な話ですが、彼らなりの「仁義」というものがあるのかもしれません。

ところが、危険ドラッグの販売者は違います。彼らは決して自分では売り物の薬物を使いません。「こんなクスリを使う奴は馬鹿だ」とさえ思っている節があります。彼らにとって、危険ドラッグとは単なる商品なのです。「いずれ規制が厳しくなって商売ができなくなる。だから、売れるときに売れるだけ売り、ヤバくなったらすぐに撤退」と考え、あくまでもビジネスに徹して、相手がたとえ子どもであっても平気で売りつけていました。なかには、薬物依存症専門病院や、ダルクなどの民間回復施設の前で、治療中の薬物依存症者に誘いかけたりする者もいました。文字通り、「血も涙もない」人たちだったのです。

何はともあれ、この改正薬事法制定以降、販売店舗は一掃され、危険ドラッグ絡みの事故や事件も聞かなくなりました。そして、専門外来への危険ドラッグ依存症患者の新規受診もなくなったわけです。

†危険ドラッグを卒業して大麻へ

国が様々な対策をとったことで、ひとまず危険ドラッグは社会から一掃されたといえるでしょう。しかし、本当にこれで一件落着と考えてよいのでしょうか。

この点について、私はあまり楽観的な立場をとっていません。なるほど、二〇一五年以降、薬物依存症専門外来には危険ドラッグ依存症患者の新規受診がぷっつりと途絶えたのは事実です。しかし、「元危険ドラッグ依存症」で、現在は覚せい剤依存症の患者ならば、その後も引き続き受診しているのです。このことは、危険ドラッグが入手できなくなった依存症者のなかには、別の依存対象となる薬物を求めて彷徨っている一群が存在することを意味します。

気になるのは、二〇〇九年のピークを境にして、それ以降一貫して減少傾向にあった、わが国の大麻取締法違反による逮捕者が、二〇一四年（平成二六年）以降、一転して増加傾向に向かっていることです（図2-5）。もしかすると、危険ドラッグ・フィーバーによってドラッグ・カルチャーに目覚め、薬物依存症者として開拓された層が、危険ドラッグから大麻へと乗り替えたのかもしれません。だとすれば、二〇一五年に話題となった、京都府における高校生や小学生の大麻所持事件などは、まさにこうした状況の一端を示す出来事であった可能性があります。

この推測は、診察室で感じた私の印象とも一致しています。初期の危険ドラッグ・フィーバーにおいては、乱用者の多くは、海外留学などで大麻を経験してきた者でした。彼ら

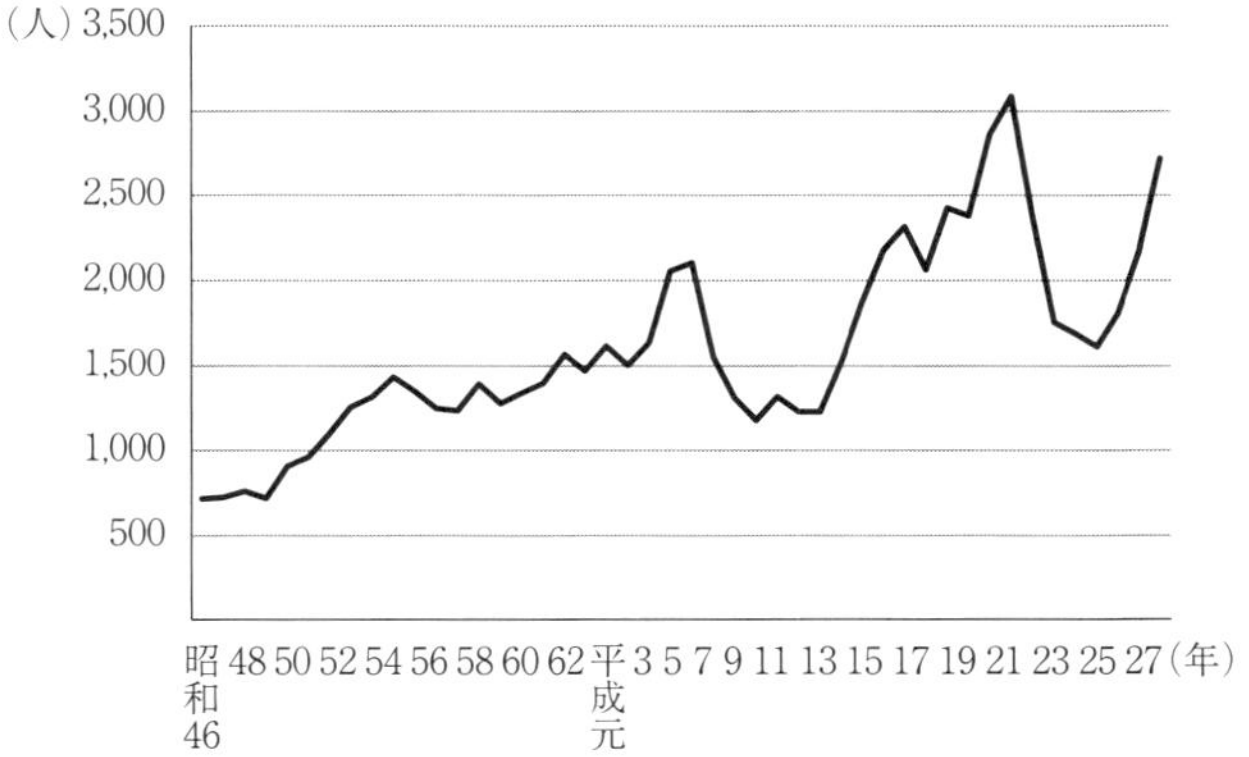

図２－５　大麻取締法違反による検挙人員の推移（出典：平成29年版「犯罪白書」）

の多くが、海外からの帰国後、「大麻によく似た効果があって、捕まる心配のない薬物」を探し求めるなかで、いわゆる「脱法ハーブ」にたどり着いていました。

しかしその後、脱法ハーブに改造が加えられるなかで、彼らは大麻に比べて強烈すぎる効果と強い依存性、深刻な健康被害をじかに体験しました。使用直後にけいれん発作を起こしたり意識を失ったりして、救急搬送されたり、大麻を使っていた時期には体験しなかったような、生活の荒廃と職業的活動の破綻を嫌というほど味あわされたのです。

最終的にそうした患者たちは、「これでは死んでしまう」とおそれをなして、逮捕覚悟でもともと使っていた大麻に戻っていきました。皮肉なことに、大麻に戻ってからの彼らは、診察室ですっきりとしたとてもよい表情をするようになりました。大麻を使うと危険ドラッグへの欲求が消失し、しかも仕事や家庭生活に支障を来さないというのです。あくまでも覚せい剤や危険ドラッグに比べれば、という話ですが、一般に大麻——特に中枢神経系作用の主要成分であるＴＨＣ（テトラヒドロカンナビノール tetrahydrocannabinol）成分の濃度が比較的少ない乾燥大麻——は、急激に幻覚・妄想を引き起こしたり、使用量や頻度が急速にエスカレートしたりすることが少なく、健康被害についてもその顕在化には、年単位の時間を要する傾向があります。したがって、大麻の使用者はなかなか危機感を自覚しにくいものなのです。

このような事情から、危険ドラッグから大麻に乗り換えた患者の多くは、薬物依存症外来の通院をやめました。治療の必要性——つまり、薬物をやめる必要性を感じなくなってしまったからです。実に皮肉な結果です。

いずれにしても、危険ドラッグから大麻に切りかえた人の予後に関しては、一〇年、二〇年という長いスパンで注視していく必要があるでしょう。

第Ⅱ部 よりよい治療・回復支援を求めて

第3章

刑罰や規制で薬物問題が解決できるのか

本章では、薬物問題の根本的な解決を目指すうえで、薬物関連犯罪への厳罰化や薬物に対する規制強化の功罪、さらには、薬物の健康被害に関して啓発することの功罪について考えてみたいと思います。

1　刑務所の限界

†薬物の欲求を忘れる場所

第1章の冒頭で、私は罰の痛みでは薬物依存症からの回復は望めないことを示すエピソードを紹介しました。そこで私は、「ヤキ」という罰の痛みは、薬物依存症を抱えている人に恥の感情を呼び覚まし、かえって薬物の欲求を刺激するだけであるといいました。また、薬物依存症の人が最も薬物の再使用をしやすいタイミングとは、刑務所を出所した直後である、ともいいました。そして、最終的にこう結論しました。覚せい剤取締法違反で逮捕された人の再犯率が高いのは、刑に服することと薬物依存症という病気の治療をすることとが別の問題であるからだ、と。

このような見解を、これまで私は様々な機会を捉えて訴えてきましたが、そのようなことをいうと、必ず次のような反論を受けました。いわく、「ならば、刑務所のなかで薬物依存症の治療プログラムをしっかり行えばいい」

まったくわかってないなあと思います。

私は、刑務所内の治療プログラムにさほどの効果はないと考えています。事実、米国でのある研究によれば、薬物関連犯罪で州立刑務所に服役した人は、たとえ刑務所内でプログラムに参加していたとしても、出所後三年以内におよそ七八パーセントが再び逮捕されていたのに対し、出所後に地域のプログラムに継続して参加した人の、処遇終了後三年以内の再犯率は二一パーセントであったといいます。このあまりにも歴然とした差は、再犯防止に有効なプログラムは、施設内のものではなく、地域内のものであることを意味しています。

その理由は、決して刑務所の職員が地域の援助者よりも技術的に劣っているとか、プログラムを必要とする受刑者数に比べて職員のマンパワーが不足しているといったことではありません。それどころか、法務省の職員は薬物依存症の治療プログラムについて非常によく勉強しており、限られたマンパワーのなかで十二分な奮闘をしていると思います。

問題は、刑務所という施設の特殊性にあります。薬物依存症を抱える人にとって刑務所は安全な場所です。日本の刑務所は非常にセキュリティ水準が高いので、決して外から薬物を持ち込むことなどできません。したがって、絶対に薬物を使うことのできない環境だといえます。

この絶対に薬物を使えない環境というところがポイントです。どれほど重症な薬物依存症の人でも絶対に薬物を使えない環境では不思議と諦めがつき、薬物に対する欲求を感じなくなります。そのような安全な環境に長い期間いると、自分がかつて苦しんでいた薬物の欲求を忘れてしまい、治療プログラムに参加しても、いまひとつ切迫感がなく、身が入りません。そして、刑務所を出所する頃には、「もう完全に治った。目の前に覚せい剤のパケを差し出されても、決して動じることはないだろう」という気持ちになってしまうのです。

ここで重要なのは、依存症とは「忘れる病気」であるということです。最後に薬物を使ったときの「苦い記憶」はすぐに忘れ、薬物を使いはじめた当初の「楽しい記憶」ばかりがいつまでも残ります。アルコールで失敗し、「もう酒やめた」と誓った人が、その失敗の記憶がすぐに喉もとを過ぎて、なぜか三日後には飲酒を再開している、ということがよくありますが、それと同じです。

このような油断が、出所直後における高い再使用リスクにも影響しているのです。

†人を嘘つきにする場所

刑務所には他にも問題があります。なかでも、人を嘘つきにするという点は、依存症からの回復を阻害する、無視できない要因です。

受刑者の多くは、できるだけ長い仮釈放をもらって、少しでも早く出所したいと願っています。そのために、刑務官に対して、自分がおかした罪を深く反省し、出所後に生活を立て直していく前向きな意志があることをことさらにアピールしようとします。

ですから、ともすればきれいごとばかりを口にするようになります。たとえ薬物を使っている夢を見たり、「薬物をやりたい」と思ったりしても、むやみにそれを口にしません。心に蓋をしてぐっとこらえ、その気持ちをなかったことにします。あるいは、刑務所内の治療プログラムでも、「薬物を使いたい気持ちはありません」「どんな状況に置かれても、絶対に薬物を使わない自信があります」「薬物の誘いを受けても、強い意志できっぱりと断れます」などと嘘をつきます。

こうした生活を一、二年送っているうちに、すっかり嘘をつくのが習性として染みつき、いつしか自分の薬物欲求に鈍感な人間ができあがります。

これが実に困るのです。このことは、この後、本章でもくりかえしとりあげることとなりますが、薬物依存症から回復するうえで、何よりも重要なのは、薬物をやりたくなったときに「やりたい」という気持ちを援助者に言葉で伝え、「やってしまった」「やめられない」と正直にいえることなのです。ところが、刑務所でそうした気持ちを隠すことが染みついてしまうと、出所後に地域の治療プログラムに参加しても、自分の気持ちを正直に話せません。そして、うっかり薬物を再使用してしまうと、恥の感情により治療プログラムからひっそりと姿を消してしまうのです。

私の経験では、刑務所で身につけたこうした習性を洗い落とすには、出所して地域の治療プログラムにつながってから、少なくとも一年くらいの月日を必要とします。時間がかかっても最終的に正直になれればよいのですが、なかなかそうはいきません。大抵、正直になれる前に再使用すると、恥ずかしさや逮捕の不安から通院をやめてしまうからです。それで、結局、また逮捕されてしまうわけです。

†社会での孤立を作り出す場所

刑務所のつらさは、単に一定期間、自由とプライバシーを奪われた窮屈な環境で耐えることだけではありません。もちろん、それだけでも十分につらい体験ではありますが、所詮、月日が過ぎれば自動的に解消される問題です。

それに比べると、刑務所から出た後に社会で感じるつらさの方が、終わりが見えないという点でいっそう深刻だと思います。なぜなら、服役をくりかえすたびに、周囲からの信頼を失い、出所後に待っていてくれる人の数が減っていくからです。戻れる家庭や職場、再び会うことのできる親族や恋人、友人は、服役するたびに少なくなります。もちろん、時間をかければ取り戻せる関係性もあるはずですが、やはり永遠に諦めなければならない関係性もあるはずです。そのようにして社会での孤立は確実に深まっていきます。

職を求める際にも、履歴書には決して書くことのできない空白の年月が生じます。運よく職にありつき、一生懸命働いて上司や同僚から信頼されるようになっても、絶対に人には話せない秘密が残ります。そして、いつもどこかで嘘をつき、何かを隠しているという事実が、人を孤独にさせます。

いうまでもなく、孤立・孤独は薬物依存症を抱える人にとっては、再使用のリスクを高める要因となります。実際、ある覚せい剤依存症患者は私にこう語ったことがあります。

「当時、自分の話に真摯に耳を傾けてくれる相手、そして、嘘や隠しごとをせずに何でもオープンに話せる相手は、売人だけだった。話を聞いてもらった以上、勧められた薬物を断れなかった」

†心変わりをさせる場所

私は刑務所に行くのは時間の無駄だと思っていますが、それでも、逮捕されることには、多少はポジティブな意味があると考えています。実際、薬物依存症の専門外来を訪れる患者の多くが、逮捕を機に治療を受ける決意を固めています。その意味で、逮捕は、自分の人生をふりかえり、これからの生き方について真摯に考える機会を与えてくれます。逮捕後、保釈中に治療につながった人のなかには、執行猶予の判決が得られた後にも、そのまま地域で治療を続ける人もいます。

逮捕を機に決意を固めるというのは、裁判の結果、残念ながら刑務所服役と決まった人にしても同じです。実際、刑務所に入った当初は、「出所したら必ず専門病院で治療を受ける」「出所したらダルクに入寮する」と決意を固めている人は、少なくありません。

問題はその後なのです。刑務所という、絶対に薬物を使えない安全な環境に長くいるうちに、自分の病気のことを忘れ、気持ちが変ってしまうのです。薬物依存症に対する治療や支援を受けることよりも、自分が服役することで家族にかけている迷惑や負担、あるいは、薬物を使っている期間にあちこちにしてしまった不義理な借金の方がはるかに差し迫った問題と感じられるようになります。その結果、往々にして、出所後の最優先事項は治療ではなく、仕事をしてお金を稼ぐことに変わってしまうのです。

†再犯防止は施設内よりも社会内で

米国には、ドラッグコート（「薬物裁判所」）という司法制度があります。この制度は、もともとはカリフォルニア州立裁判所の裁判官が独自に始めた、強制通院治療命令です。

事の発端は、西海岸を中心にコカインや覚せい剤などの中枢神経興奮薬の乱用拡大が深刻な社会問題となった一九八〇年代で、当時のレーガン政権はこの状況に対して厳罰化、取り締まり強化を推進しました。ところが、その政策は、刑務所の過剰収容と「回転ドア現象」（刑務所を出るとすぐに逮捕され、刑務所に戻ってきてしまう現象）をもたらしただけでした。

このような事態にしびれを切らしたカリフォルニア州の裁判官は、薬物関連犯罪で起訴された被告人に対して、刑務所に入る代わりに、地域で治療を受けるチャンスを与えました。地域での治療を選択した場合、被告人は自宅に戻って仕事を続けることができる代わりに、しばらくは、週三日以上、夜に開催されている治療プログラムに参加しなければなりません。その際、治療施設では、薬物使用の有無を確認するために、抜き打ちで尿検査も実施されます。

この通院命令による処遇中は、治療プログラムへの参加状況や尿検査の結果はすべて、裁判所に把握され、監督されています。そして、プログラムをサボることが多かったり、尿検査で陽性反応となることが続いたりした場合には、週末だけ警察の留置場に収容され、週明けから再び仕事と夜の治療プログラムへの参加を求められます。それで、たとえば一年間のクリーンが達成できた場合には、「ドラッグコート卒業」となり、その時の逮捕は前科として残らなくなります。

この制度、ある意味では刑務所より厳しい面もありますが、その成果は従来の刑事司法システムによる処分よりも優れています。ドラッグコートによって処遇された者の再犯率と、従来の刑事司法的制度で処遇された者（治療命令のない保護観察処分）とのあいだで、処遇修了後一二ヶ月後の再犯率を比較したランダム化比較試験では、ドラッグコートで処遇された者の方が再犯率は一〇〜二〇パーセント低くなっています。

また、海外では、薬物自己使用や所持で刑務所に服役することはきわめてまれなので、ドラッグコートを刑務所服役と比較した研究はありませんが、すでに述べたように、刑務所内でプログラムに参加していても、地域でプログラムが継続されなければ、薬物関連犯罪による再犯率は七八パーセントと、まったくプログラムに参加しなかった場合とほとんど変わりません(地域のプログラムに継続参加した場合の再犯率は二一パーセント)。このことは、薬物の自己使用罪や所持罪で逮捕された者を刑務所内で処遇することは、再犯防止の観点から意味がないという可能性を示唆しています。

そもそも、犯罪をおかした者を刑務所に収容すれば、受刑者の衣食住はすべて税金で賄わねばならず、看守の人件費、施設の光熱費など、必要とされる予算は膨大となります。しかし、ドラッグコートをはじめとする地域内処遇の場合、生活の場は自宅なので衣食住はすべて自分持ちです。治療費についても原則として自分持ちで、どうしても経済的に厳しくて治療費が捻出できない人だけ、行政機関が支援する程度です。したがって、効果だけではなく、必要とされる予算額という点でも、ドラッグコートには無視できないメリットがあります。

こうした実践の成果から、すでに海外の先進国では、薬物関連の犯罪をおかした人は、再犯防止という観点からも、そして薬物依存症からの回復という観点からも、「刑務所よりも地域で治療プログラムを!」というのが、一般的な認識となっています。

こうした成果はある意味で当然という気もします。地域で家族や恋人、友人との関係、あるいは、仕事を維持しながらの治療を受けた方が、薬物をやめた先の希望を失わないですみます。逆に刑務所に入ることで、大切な人との関係が破綻し、仕事を失ってしまえば、薬物をやめ続けた先に希望を持ちにくいように思います。

あくまでも医療の現場での経験を踏まえた印象にすぎませんが、同じくらいの重症度の薬物依存症であれば、運悪く逮捕されて刑務所に服役した人と、幸運にも逮捕されず、刑務所に行かずにすんだ人とでは、五年後、一〇年後の生活がずいぶん違うような気がしています。刑務所に行っていない人の方が、最終的には薬物をやめている人が多いだけでなく、自分に誇りを持てる仕事を続けている人が多い気がするのです。

2 規制強化の限界

ここまで述べてきたように、薬物に手を出した人に刑罰を加えるのが、薬物問題の解決に役に立たないとしたら、他にはどのような解決策があるでしょうか。たとえば、危険な薬物がコミュニティに流通しないように、薬物に対する取り締まりを厳しくする、という方法はどうでしょうか。

日本は、欧米諸国に比べるとすでに十分に違法薬物に対する規制が厳しい国です。違法薬物の営利（売ること）だけでなく、個人の使用や少量の所持でも重い罰を課せられ、職場や社会からの信頼は失われます。そして、それがわかっているからこそ、わが国の薬物乱用者――あえて皮肉ないい方をすれば、「遵法精神あふれる」薬物乱用者――は、逮捕される心配がない危険ドラッグに夢中になり、第2章で述べた、危険ドラッグの爆発的流行を呈するに至ったわけです。

この危険ドラッグの爆発的流行に対して、国が行った施策はさらなる取り締まりの強化、規制の強化でした。もちろん、それによって国内の危険ドラッグ販売店舗が一掃され、一定の効果があったのは事実です。しかし、前章でも触れたように、その施策には一時的な二次被害の拡大がありました。

ここで、危険ドラッグに対する規制強化が、薬物乱用者個人や社会に対してどのような影響を引き起こしたのかについて、私たちの研究チームが明らかにしたデータを見ながら考えてみましょう。

†規制強化が引き起こした弊害

研究データを提示する前に、私自身が臨床場面で感じてきたことを述べさせてください。

後に危険ドラッグと呼ばれることとなる「脱法」的な薬物――当時は、「合法ハーブ」と呼ばれていました――のことを初めて聞いたのは、二〇〇九年頃のことでした。違法薬物を乱用する患者が、「試しに使ってみた」と報告したことで知ったのです。実際に使用した患者からの感想を聞いたかぎりでは、薬物というよりも「子ども騙しの似非《えせ》薬物」といった印象を受けました。私は、「こんなまがい物が流行するわけない」と、当時は完全にタカをくくっていました。

しかし、その後、その薬物を乱用する患者はじわじわと増えていき、二〇一一年以降急激に増加したのです。そして皮肉にも、規制すればするほど、前よりも依存性が強く、健康被害も深刻なものとなり、「モンスター」のような薬物へと変貌していったのでした。

実際に、診察室である患者の笑えない話に出会ったことがあります。その患者は三〇代前半の男性で、有名大学を卒業後、人も羨むような一流企業に勤務している方でした。しかし、彼は週一回、休日前の夜だけ覚せい剤を使っていました。もちろん、仕事に支障を来たすことも、家族にバレることもなく、警察沙汰になったこともありません。あくまでもちょっとした息抜き、一週間仕事を頑張った自分へのごほうびのつもりで、こっそり使っていたわけです。

ところが、あるとき彼は考えたのです。

「子どもも生まれたし、マンションを購入してローンも抱えた。会社でも仕事を評価されて、それなりに責任ある立場に就いた。もしも万一クスリのことで警察沙汰になったら、家族や会社に大変な迷惑をかけてしまう。俺も大人になろう……」

それで、彼は覚せい剤をやめて、逮捕される心配のない危険ドラッグへと使用する薬物を切りかえました。

その結果、彼自身、まったく予想もしなかった悲劇に見舞われました。危険ドラッグ使用後に前後不覚に陥り、錯乱状態のなかで家族に暴力をふるってしまったのです。彼は、まだ乳飲み子の子どもを抱えた奥さんに引きずられるようにして、私の外来に連れてこられました。そして、奥さんは号泣しながら私にこう懇願したのです。

「お願いです。この人を何とかしてください……」

その姿を見て私はこう考えました。

「もしも彼が「大人になろう」などと中途半端に前向きな気持ちを起こさずに、そのまま覚せい剤を使っていたなら、あと数年間は、家族は幸せに暮らすことができたかもしれない……」

タチの悪い冗談のように聞こえるかもしれませんが、本当の話です。

すでに二〇一二年の段階で、危険ドラッグは覚せい剤以上に依存症や精神病を引き起こす危険性が高い薬物となっていましたが、国が規制強化に本腰を入れ始めた二〇一三年以降、いっそう深刻な健康被害を引き起こす薬物となってしまいました。危険ドラッグは数々の規制強化をくぐり抜けるなかで、その危険さに磨きをかけていき、もはや違法かどうかで薬物の危険さを判断できない時代へと突入していったのです。

†規制強化によって深刻化した健康被害

危険ドラッグが引き起こす健康被害に関する興味深いデータが三つあります。いずれも、国立研究開発法人日本医療研究開発機構の研究助成を受けて実施した、危険ドラッグに関する研究班（研究代表者：松本俊彦）の成果です。

一つ目は、二〇一二〜二〇一四年に、わが国を代表する全国八箇所の薬物依存症専門病院で実施した研究です。八箇所の専門病院で治療を受けた八六四例の危険ドラッグ乱用患者を対象として、危険ドラッグ使用による精神・神経症状が年度によってどのように変化したのかを調査したのです。その結果、二〇一二年の段階では、危険ドラッグ使用による症状は幻覚・妄想が中心だったのですが、二〇一四年にはそれが大きく変化していました。なんと昏睡・意識消失やけいれんといった、生命的危機につながりかねない重篤な神経症状が目立つようになっていたのです（図3-1）。

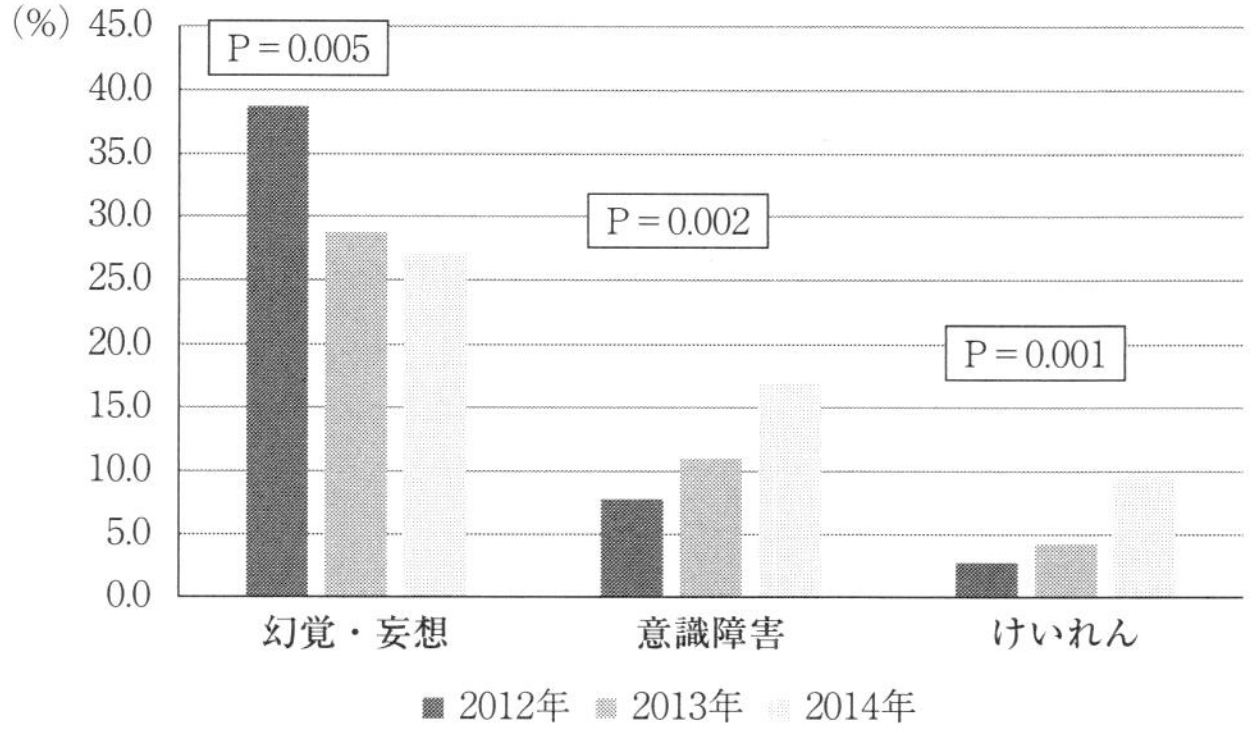

図3－1　全国8箇所の依存症専門病院に受診した危険ドラッグ関連障害患者864例の精神・神経症状の推移（出典：AMED研究松本班・松本分担班成果）

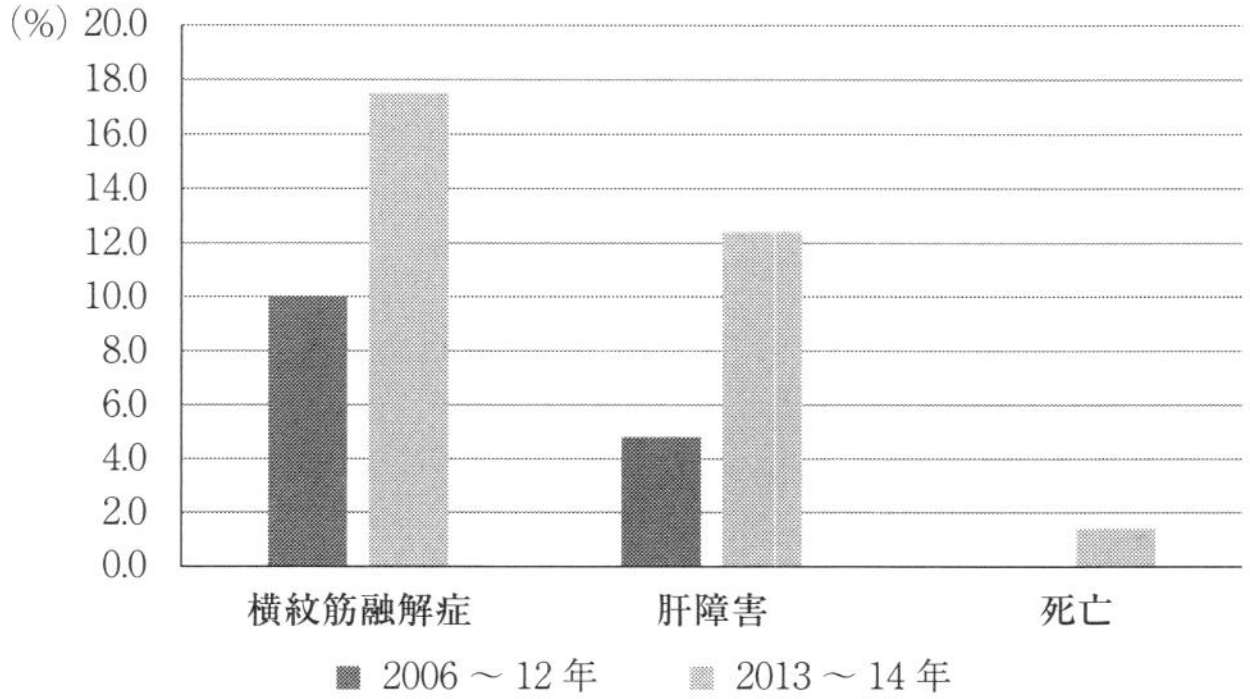

図3－2　全国の救急医療機関に受診した危険ドラッグ関連障害患者の身体疾患と死亡転帰（出典：AMED研究松本班・上條吉人氏分担班成果）

二つ目は、埼玉医科大学救急医学科教授の上條吉人《よしと》先生によって実施されたもので、危険ドラッグ使用のせいで全国の救命救急センターに搬送された患者の身体合併症を調べたものです。図3-2は、危険ドラッグによる二つの重篤な身体疾患（「横紋筋融解症」「肝障害」）の合併率と、救命救急センターで治療転帰（治療後の状態・結果）が「死亡」となった患者の割合について、二〇一二年以前と二〇一三年以後とで比較したものです。図から明らかなように、横紋筋融解症や肝障害の合併率は二〇一三年以後に著しく増加しています。死亡症例については、二〇一二年以前は皆無だったのに、二〇一三年以後に出現しています。

三つ目は、東京都監察医務院院長の福永龍繁《たつしげ》先生によって実施されたもので、平成二四～二六年に東京都区部で発生したすべての危険ドラッグ関連死（危険ドラッグ使用が原因と考えられる死亡）の数を調べています。図3-3は、その調査で判明した危険ドラッグ関連死の数を年度別に示したもので、二〇一四年の危険ドラッグ関連死の数は二〇一二年の一三倍となっています。ちなみに、危険ドラッグ乱用者数が最も多かったのは二〇一二年頃であり、二〇一四年頃になると、乱用者でさえ、危険ドラッグのあまりに「ヤバい」変貌ぶりにさすがにビビり、手を引き始めていました。したがって、死亡者数の増加は決して乱用者数の増加によるものではありません。あくまでも危険ドラッグがより危険にな

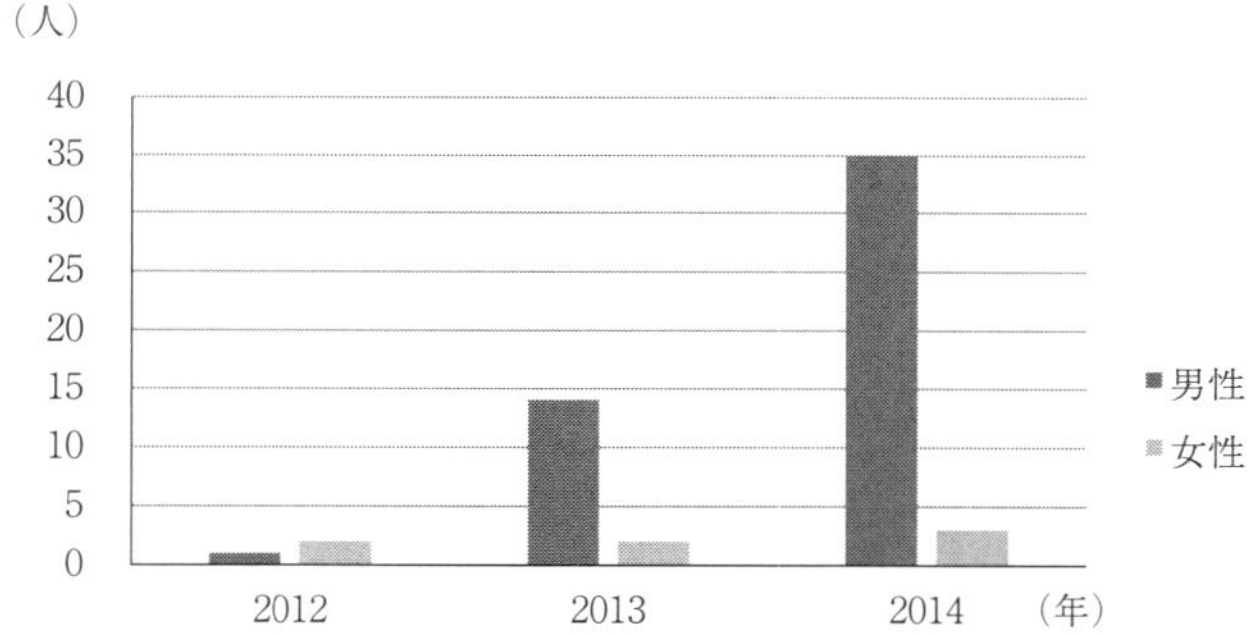

対象：2012～14年に、東京都23区内で発生した危険ドラッグ関連死全事例57件（男性50例、女性7例／平均年齢［SD］男性36.8［8.8］歳、女性31.4［7.6］歳）

図3－3　東京都23区内における危険ドラッグ関連死数の推移（出典：AMED研究松本班・福永龍繁氏分担班の成果）

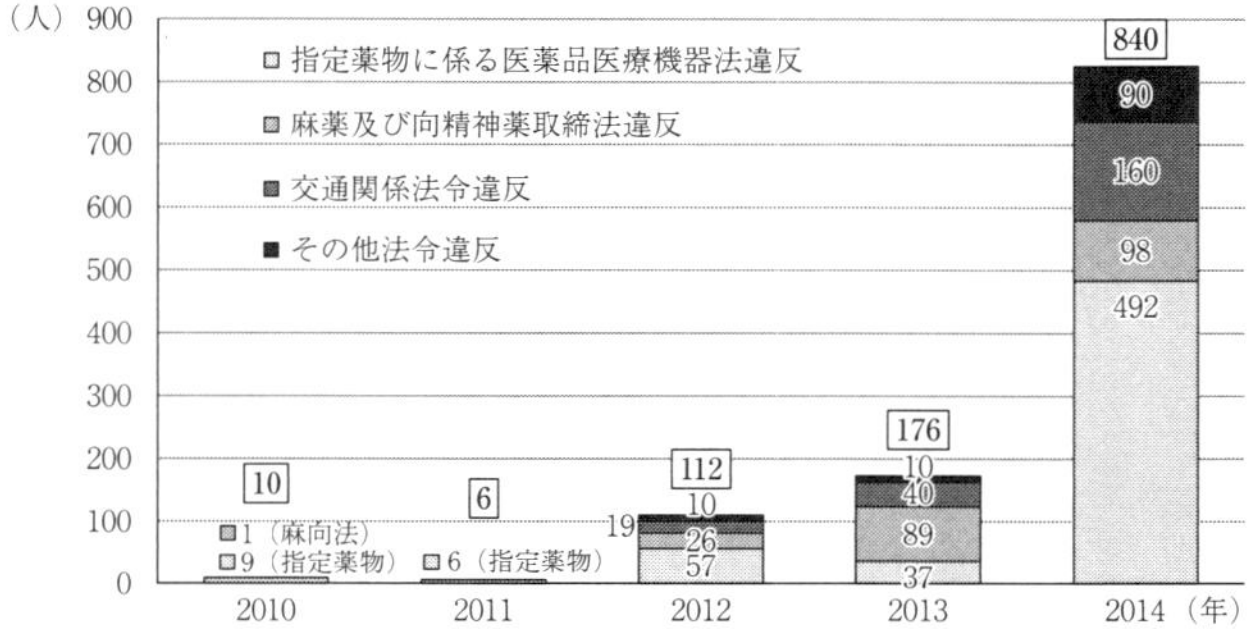

図3－4　危険ドラッグに係る適用法令別検挙人員の推移（出典：平成27年版「警察白書」図表21）

ったことを示すデータと理解すべきです。

これら三つの研究は何を示しているのでしょうか。いうまでもなく、それは、二〇一二年から二〇一四年にかけて行われた様々な規制や取り締まりの強化――とりわけ「包括指定」――によって、乱用者の健康被害はいっそう重篤化した可能性を示しているということです。また、危険ドラッグ使用に関連した交通事故も同様です。平成二七年版「警察白書」には、危険ドラッグに関係する交通関係法令違反による逮捕者が、二〇一一年の〇人から、二〇一二年一九人、二〇一三年四〇人、二〇一四年一六〇人と、年を追って激増していったことが示されています（図3-4）。

私は決して、法令によって薬物を規制することがダメだ、といいたいわけではありません。むしろ個人の健康増進やコミュニティの安全を維持するために危険な薬物を規制しなければならない状況というのは確かにあると思います。しかしその際、本当にその規制が「個人の健康増進とコミュニティの安全維持」に資するのかどうか、慎重に吟味する必要があるのではないか、と主張しているのです。

そのような観点から、今回の危険ドラッグ騒動に対して国が行ってきた規制を考えた場合、それをどう評価すべきでしょうか。「個人の健康増進とコミュニティの安全維持」に資するものといえるでしょうか。

残念ながら、私にはその反対に感じられるのです。むしろ一連の規制は、乱用者個人の健康被害を深刻化させただけでなく、危険ドラッグ使用による死者を出し、交通事故や暴力事件などによってコミュニティの安全も脅かされました。言い換えれば、規制は確実に個人とコミュニティにおける「害」(harm)を増やしたわけです。

歴史的に見ると、規制強化による同様の悲劇は過去にも起こっています。最も有名なものは、米国において一九二〇〜三三年に実施された禁酒法です。この時期、米国ではアルコールは違法薬物となりますが、この間、米国内でのアルコール関連問題は減少せず、かえって深刻化したといわれています。人々はアルコールを求めて不正な手続きで「ヤミ酒」を入手し、飲酒習慣を続けました。もしかすると、「次はいつまた飲めるかわからない」という切迫した思いが、飲酒量に弾みをつけた可能性もあります。そして、隠れて飲酒することが飲酒運転や、それによる交通事故の増加を引き起こしました。

それから、忘れてはならないのが、このヤミ酒を製造・販売を請け負っていたのが、当時の反社会的組織であるギャングであったことです。これによりギャングは巨利を得て、たとえばアル・カポネのような人物が登場しましたし、ヤミ酒販売の利権をめぐってギャング間の抗争が激化し、社会の治安は乱れました。

しかし、末端の使用者である一般の人たちにとっての悲劇は、ギャングたちが製造するアルコール飲料がきわめて質が悪く、メチルアルコールを含有するものも少なくなかったことです。その結果、密造アルコール飲料を飲んで失明したり、死亡したりした人が相当数いたのです。同じ失敗は、旧ソ連諸国が一九八〇年代に反アルコールキャンペーンを展開し、アルコール飲料の販売制限をした際にもくりかえされました。

こうした歴史的な事実は、今日、むやみな規制の弊害として公衆衛生分野の重要な教訓となっています。

†危険ドラッグのメリットは医療アクセスのよさ

このように有害きわまりなかった危険ドラッグですが、薬物依存症専門医の立場からいえば、意外にも、一つだけよい点がありました。

それは、医療アクセスのよさでした。事実、危険ドラッグ依存症患者の多くは、初めて危険ドラッグを使ってから数ヶ月程度で受診していました。覚せい剤依存症患者の多くが、病院にたどり着いた時点では数年、いや一〇年以上覚せい剤の使用歴があるのとは、あまりにも好対照です。

もちろん、医療アクセスが早かった理由の一つとして、危険ドラッグの強烈な中枢神経系への作用のせいで、早い段階で様々な健康被害が表面化したことによる可能性は否定できないでしょう。しかし、実は覚せい剤を使っている人も、医療受診ははるかに先の話だとしても、実は使い始めの初期からすでに、幻覚や妄想といった、治療を要する症状が出ていた人は少なくないのです。したがって、危険ドラッグ乱用者の医療アクセスのよさは、薬物の有害性だけでは説明がつきません。

私は、危険ドラッグ乱用者が早期に医療にアクセスしたもう一つの理由として、それが違法薬物ではなかったということが無視できないと思います。実際、覚せい剤依存症患者のなかには、「病院で医者に薬物使用がバレて、警察に通報されたらどうしよう」と不安を抱き、受診を躊躇《ちゅうちょ》していた、という人が意外に多いのです。その意味では、規制が厳しくなった二〇一五年以降、危険ドラッグ依存症患者の新規受診が途絶えているもう一つの理由は、「警察に通報される不安」が関係しているのかもしれません。だとすれば、危険ドラッグ問題は規制強化によって地下に潜ってしまったともいえます。

いまふりかえってみて思うのですが、危険ドラッグ依存症患者の治療は比較的容易でした。早期に医療にアクセスできるということは、治療に入るまでの薬物使用期間が短いことを意味します。やはり使用期間が短ければ短いほど、依存症としては治療がしやすくなります。仕事を失っておらず、家族関係も破綻していない患者が多かったので、患者本人が様々なサポートを得ることができましたし、戻るべき場所があることは希望につながり、その希望が治療意欲を高めました。そして、違法化されておらず、逮捕歴・受刑歴もなければ、コミュニティにおいて孤立することもありません。こうした要因は、すべて依存症からの回復を容易にします。

要するに、医療アクセスの早さには、回復しやすさというメリットがあるわけです。

†薬物対策の二つの柱――「供給の低減」と「需要の低減」

私たちが行っている全国の精神科医療施設の調査からは、他にも興味深い事実がわかっています。

私たちは、病院調査の二〇一二年調査と二〇一四年調査で集められた危険ドラッグ関連障害患者のデータを使って、ある解析を試みました。それは、二〇一二年と二〇一四年のあいだで、危険ドラッグ関連障害患者のなかで「依存症」の診断に該当する者の割合がどのように変化したのかを調べてみたのです。その際、対照群として、同じ時期の覚せい剤関連障害患者における「依存症」該当率の変化も調べ、両者を比較してみました。

図3-5は、その結果です。覚せい剤関連障害患者における依存症該当率は二〇一二年調査では六五・六パーセント、二〇一四年調査では五五・四パーセントで、その割合は低くなっているものの、統計学的には有意差はありませんでした。一方、危険ドラッグ関連

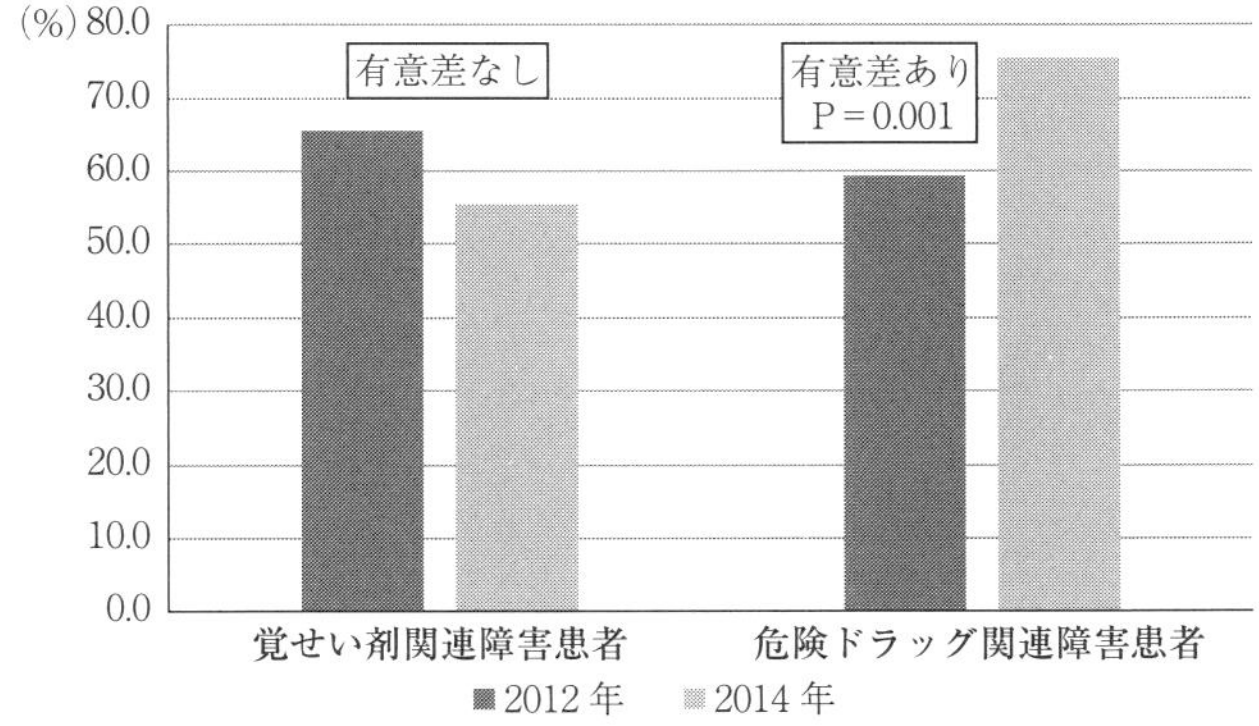

図3－5　全国の精神科医療機関で治療を受けた危険ドラッグ関連障害患者の「依存症候群（＝依存症）」該当率の2012年から2014年にかけての推移：覚せい剤関連障害との比較（出典：Matsumoto et al., 2016）

障害患者における依存症該当率は、二〇一二年調査では五九・三パーセントでしたが、二〇一四年調査では七五・五パーセントにまで跳ね上がり、これは統計学的にも有意な上昇でした。

この結果は何を意味するでしょうか。二〇一二年から二〇一四年のあいだは、すでに述べたように、包括指定をはじめとする様々な規制や取り締まりの強化が行われた時期です。このように規制や取り締まりの強化を行ったにもかかわらず、危険ドラッグ依存症に該当する患者は確実に増加していたのです。このように依存症に罹患した人が、危険ドラッグが入手できなくなったら、もうそれで終わりとなるでしょうか。普通に考えれば、それはちょっと想像しにくいです。一部の人は、逮捕のリスクを冒して覚せい剤や大麻といった違法薬物に乗り替えるでしょうし、他の人たちは、アルコールや睡眠薬・処方薬、市販薬といった、「捕まらない薬物」に走るでしょう。

ここが重要なポイントです。国が薬物対策に取り組む際には、本来、「車の両輪」となるべき二つの対策を講じなければならないのです。一つは、「供給の低減」(supply reduction)です。これは、危険な薬物が国内に流通しないように、規制を強化することです。そしてもう一つは、「需要の低減」(demand reduction)です。これは、薬物を欲しがる人――薬物依存症に罹患している人――を減らすこと、すなわち、依存症の治療と回復支援です。

私たちの研究は、わが国の薬物対策は供給の低減に偏りすぎていて、需要の低減があまりにもおざなりにされている現実を示したものといえるでしょう。危険ドラッグ・フィーバーのさなか、政府は危険ドラッグ対策のために緊急に予算の大幅増額をはかりましたが、その大半は「麻薬取締官の増員」「危険ドラッグ成分検出機器の充実」に割かれてしまい、再乱用防止・回復支援に割り当てられたのはごくわずか、各地で援助職向けの研修会を一、二回開催し、後は啓発用のパンフレットを印刷しておしまい、という程度の予算額でした。

これが、わが国における薬物対策の最も深刻な欠点なのです。

3　健康被害に関する「啓発」の有効性

†「啓発」で依存症者は変わるのか

刑罰も不十分、薬物に対する規制強化もダメだとすれば、次はどのような方法が薬物問題の解決に有効でしょうか。たとえば、薬物が引き起こす健康被害に関する情報を依存症者に嚙みくだいて伝えるのはどうでしょうか。

ここで、みなさんに紹介したい動物実験の結果があります。それは、私が所属する薬物依存研究部の依存性薬物研究室長である船田《ふなだ》正彦先生が行った実験であり、脱法ハーブが中枢神経系に与える有害性の恐ろしさを教えてくれます。

図3-6をご覧ください。左側の写真は、ネズミの正常な神経細胞です。丸い球形のものが細胞核を持つ細胞体です。その細胞体から紐のような軸索が出て、他の細胞体と連結し、まるで網の目のように神経細胞同士が連絡し合っています。これが、我々の脳にもある神経ネットワーク回路です。このような複雑な回路のなかで神経細胞は互いに情報を送り合いながら、意思決定をし、感情や思考を作り出しているわけです。

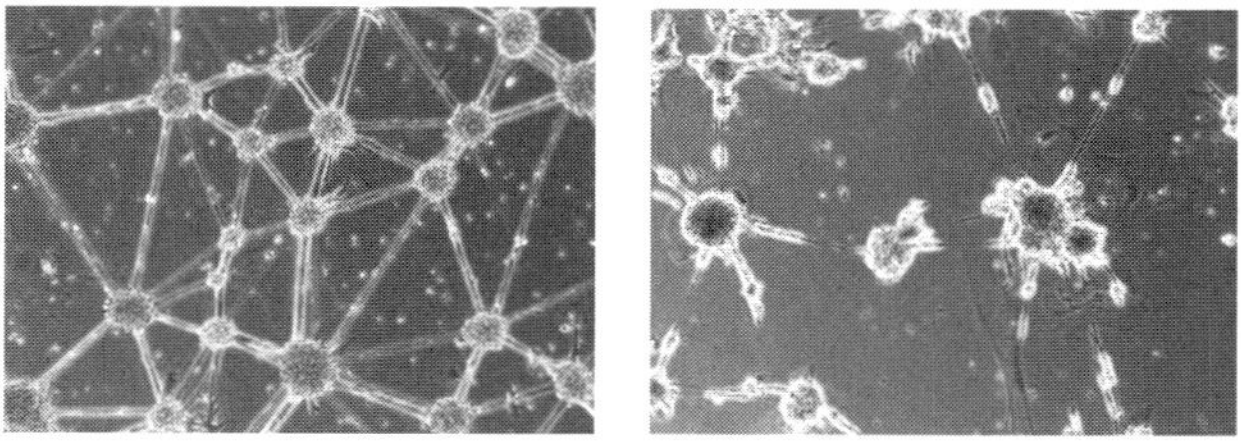

合成カンナビノイドの添加（2 時間後）により細胞毒性が惹起される。

図3-6　危険ドラッグ成分の神経毒性：マウス脳神経細胞を用いた実験
（提供：国立精神・神経医療研究センター船田正彦室長）

さて、それでは、この神経ネットワークに、脱法ハーブに含まれている合成カンナビノイド（大麻の有効成分テトラヒドロカンナビノールに類似した脱法的成分物質）の溶液を、スポイトで数滴たらしてみることにします。するとどうなるのでしょうか。

二時間後の変化が右側の写真です。神経細胞の細胞体と細胞体をつなぐ軸索がちぎれているのがわかるかと思います。この状態をわかりやすくたとえるならば、コンピューターの本体もあるし、ディスプレイもキーボードもある。マウスもプリンタだってある。なのに、それぞれを本体とつなぐコードがすべてちぎれている状態――つまり、使いものにならない状態です。

もちろん、覚せい剤やMDMAのような違法薬物でも同じ現象は生じます。しかし、それには最低でも一〇時間は必要です。ところが、脱法ハーブ（危険ドラッグ）の場合はたった二時間です。とても恐ろしいと思いませんか。

ここで、みなさんに考えてほしいことがあります。このような危険ドラッグの恐ろしい健康被害の情報を、危険ドラッグ依存症者に伝えれば、その人は驚いて、「これは怖い。もう二度と危険ドラッグには手を出さない」と誓い、その誓いを生涯守るでしょうか。

依存症専門医として自信を持って保証しますが、まずそんなことはありえないでしょう。依存症者の多くは、「そういうケースもあるってことでしょ」などとうそぶき、「自分だけは絶対に大丈夫」と考えているものです。これも依存症特有の否認の一つなのだと思います。自分にとって不都合な情報は意識的に無視し、考えないようにするのです。なかには、「俺は太く短く生きるから、別にどうなってもかまわない」と居直る人もいます。

いずれにしても、このような健康被害の情報が効果的なのは、まだ薬物に手を出したことのない人、あるいは、薬物に手を出して日が浅い人だけであり、依存症の水準に達している人には、ほとんど効果は期待できません。

†「やめ方を教えてほしいんだよ」

かつて私は、薬物の害をことさらに強調して脅すことの無意味さ、ばかばかしさを、身をもって痛感させられる体験をしました。

いまから二〇年あまり昔の話です。「はじめに」でも少し触れたように、私は、不本意な人事によって泣く泣く依存症専門病院に赴任しました。赴任当初の私は、おそらく半ベソ顔で診療していたと思います。どうやって治療したらよいのか、皆目見当がつかなかったからです。

当時私は、精神科医になってすでに五年目、一通りのことはできる気になっていましたが、薬物依存症の治療に関してはまったくの素人でした。ある程度有効な治療薬のある統合失調症やうつ病と違って、薬物依存症に関しては、「覚せい剤を嫌いにする薬」など存在しません。「徒手空拳」の私にできたのは、薬物が引き起こす健康被害について、少々話を盛りながら、ただひたすら懇々と患者に説教することだけでした。

しかし、説教の効果などたかが知れていました。患者の多くは説教に辟易して通院をやめてしまうか、さもなければ、「別に死んでもいいさ」「俺は太く短く生きるからいい」と居直るだけだったからです。苛立った私はついには認知症患者の脳画像写真を示し、「長年、覚醒剤を使ってきた人の萎縮した脳だよ。こんな脳になってしまうぞ」などと、詐欺同然の説明までしました。しかし、誰にも響かず、そうした説教が転機となって断薬した患者など、一人もいませんでした。

そんなある日、ついに私は患者から手厳しい洗礼を受けることとなりました。ちょっと強面の男性覚せい剤依存症患者が声を荒げて、口角泡を飛ばして説教する私を遮り、こう凄んだのです。

「害の話はもうやめてくれ。先生が知っている薬物の害なんて、本で読んだだけの知識だろうが。こっちは自分の身体を使って一五年以上「臨床実習」してきたんだよ。先生なんかよりはるかにくわしいんだよ」

私は絶句しました。確かにそれはその通りです。

さらに続けて彼はこういいました。

「それなのに、俺はこうして、覚せい剤について自分よりも詳しくない先生と会うために病院に来ている。金を払って、長い待ち時間に耐えて、だ。なぜだかわかるか」

彼はそう質問すると、厳しい目でしばし私を見据えました。そして、不意に声を和らげてこういったのです。

「俺は薬物のやめ方を教えて欲しいんだよ、やめ方を」

私は一言も反論できませんでした。完全に彼が正しいと思いました。

なぜなら、彼に限らず薬物依存症の患者ならば誰でも、周囲からさんざん説教や叱責を受けてきたはずです。「もういらない、もうお腹いっぱいだ」というのに、自分の近くにやって来る人、来る人、みんなが説教と叱責をしていったことでしょう。しかし、それでもやめられないから病院に来ているわけです。いまさら素人と同じ説教を、わざわざお金を払い、長い待ち時間に耐えてまで聞きたいはずがありません。

それでは、彼が知りたいといった「やめ方」とは何でしょうか。

いうまでもありません。それは治療法、すなわち、どうしたら薬物依存症から回復できるのかという、まさにその方法のことです。

くりかえしますが、薬物問題の解決には、取り締まり・規制という供給の低減だけでは不十分です。需要の低減――薬物を欲しがる人を減らすこと――が必要です。それには薬物依存症の治療・回復支援が必要なのです。

次章以降、主に、わが国において最大の問題である覚せい剤依存症を念頭に置いて、その治療と回復支援について私の考えるところを述べていきたいと思います。

第4章　薬物依存症からの回復——自助グループが発見したもの

1　「治癒」ではなく「回復」という目標

†治らないが回復できる病気

第1章で述べたように、薬物依存症は治りません。しかし、だからといって、決して「もうどうにもならない」「何もかも諦めるしかない」というわけではありません。

もう少し正確にいいます。どれほど重篤な薬物依存症患者でも、薬物の快感を知る以前は、目の前に薬物を出されても何も感じなかったはずです。しかし、薬物によって引き起こされる興奮がひとたび脳内報酬系に「快感」として刻印づけられてしまうと、その記憶を完全に「なかったことにする」ということはできなくなります。ですから、薬物のよさを知らなかった頃と同じように、「目の前に薬物を出されても何も感じない」体質を取り戻すことが「治る」という意味ならば、確かに薬物依存症は治らないということになります。

しかし、薬物をやめ続けていれば、薬物によって失ったもの――健康や財産、大切な人との関係性、社会からの信頼など――を少しずつ取り戻すことは可能です。そのような意味から、薬物依存症は「治らないが、回復できる病気」といわれています。

実は、世の中に存在する病気の多くが、「治らないが、回復できる病気」という性質を持っています。その代表例は糖尿病です。糖尿病になった人は、様々な理由により血糖値を一定に保つ体内のメカニズムがきちんと機能しない体質となってしまっています。したがって、ひとたび糖尿病に罹患してしまうと、「ケーキの食べ放題のお店でどれだけたくさんスイーツを食べても問題ない」という体質は諦めなければなりませんし、好き放題の食生活を送っていれば、早晩、血管は動脈硬化でボロボロになり、腎臓や網膜など身体の様々な臓器・器官に深刻な障害を来たし、最終的には生命にかかわる事態につながります。

しかし、毎日の食事に気をつけ、適度に運動したり、必要に応じて治療薬を服用したりして、血糖値が高くなりすぎないように日々のセルフケアを怠らないことで、糖尿病による様々な合併症を回避し、充実した人生を送ることは十分に可能です。
薬物依存症もそれと同じです。

†特効薬や根治的治療法はない

とはいえ、薬物依存症からの回復は、容易ではありません。短期的に薬物をやめるだけであれば、ほとんどの薬物依存症者はそれに成功しています。むずかしいのは、やめ続けることであり、薬物依存症者の多くが失敗しています。そして、現在までのところ、この「薬物をやめ続ける」ことを一〇〇パーセント可能とする治療法、つまり、「この治療を受ければ絶対に回復します」と胸を張っていえるような医学的治療法は、残念ながら存在しません。

医学の歴史をふりかえると、依存症との戦いはそれこそ惨敗に次ぐ惨敗の歴史でした。多くの医師が果敢にも依存症に対して戦いを挑み、そのほとんどが苦い敗北を喫してきたのです。そのような過去の敗北のパターンを、ごく単純化していくつか例示してみます。

たとえばある医師は、患者を強制的に入院させ、薬物と物理的に隔離する治療を試みました。確かに入院中は薬物を使わずにすみますが、患者は退院すればすぐに薬物に手を出してしまいます。最初は数週間ですんだ入院は、薬物の再使用をくりかえすたびに長くなり、数ヶ月、あるいは年単位におよぶ期間へと長くなっていきます。こうなると、もはや治療というよりも懲役のような様相を呈してきます。

別の医師は薬物療法を試みました。それは、薬物に対する欲求を何らかの治療薬によって抑えようという試みでした。しかし、皮肉なことに、今度はその治療薬の依存症になってしまうという二次被害を引き起こしてしまいました（なお、最近になって、海外では、ヘロインやアルコールといった中枢神経抑制薬の依存症については薬物欲求を軽減する治療薬が登場していますが、覚せい剤やコカインといった中枢神経興奮薬については、いまもって薬物欲求を減らす治療薬が存在しません）。

さらに別の医師は、精神分析療法のように、患者に対して長時間の個人面接をくりかえし、薬物使用の背景にある患者の深層心理や子ども時代のトラウマ体験を探っていくことを試みました。しかし、過去のつらい体験を思い出すことでかえって薬物に対する欲求が強まり、薬物使用がエスカレートしてしまうことが多々あったようです。

こうした敗北を重ねるなかで、医療者たちは依存症に対して完全な敗北を認めました。ただ、それはややいきすぎたものでした。というのも、「医療では治らない」と宣言しただけでなく、やや乱暴に単純化していうと、「依存症は病気ではない、性格や道徳心の問題だ」と、医療の対象から排除し、依存症治療から完全に手を引いてしまったからです。

2　当事者が発見した「病気」

†依存症治療の大転換点——自助グループの誕生

　薬物依存症からの回復支援を論じるにあたって、私が最初に取り上げたいと考えているのは、医療機関での治療法ではありません。依存症の当事者による相互支援——すなわち、「自助グループ」の存在です。

　依存症からの回復は自助グループ抜きで語ることはできません。というのも、依存症がれっきとした「病気」であり、しかもそれが回復可能な病気であることを社会に知らしめたのは、意外にも医師ではなく、依存症の当事者が相互に支援活動する団体だったからです。その動きは、一九三〇年代の米国において、まずはアルコールという最も多くの人々に使用されている薬物に関して起こりました。

　このことを説明するには、当時の時代背景を説明しておく必要があります。

　米国では、一八四〇年代以降、アルコール酩酊による生産性の低下や健康被害、犯罪が社会問題化し、キリスト教教会を中心にして禁酒運動が勃興しました。やがてそれが各地に飛び火し、全国的な市民運動へと発展しました。そしてよく知られているように、その運動は最終的に一九二〇年の禁酒法に結実したわけです。この法律は、アルコール飲料の製造と販売を犯罪として禁じたわけです。

しかし、その成果は皮肉な結果に終わりました。禁酒法制定後、国民のアルコール問題は改善しませんでした。それどころか、前章で述べたように、アルコールによる健康被害や社会問題は深刻化してしまったのです。

最終的に、禁酒法は一九三三年に廃止されましたが、この大規模な社会的実験は、皮肉にも人々の蒙を啓き、大事なことに気づかせるきっかけとなりました。それは、アルコール問題は、その使用を犯罪として禁じることでは解決しない、という厳然たる事実でした。そして、自身に多くのデメリットをもたらすことを知りながらも、くりかえしアルコールを摂取して酩酊しないではいられない、という状態は、もはや道徳心や倫理観では説明のつかない事態、すなわち、それを一種の病気と捉え、刑罰でなく、治療の対象とした方がよいのではないか、という問題意識を生み出したのです。

しかし問題がありました。それは、前節で述べたように、すでに医療はアルコール依存症の治療に関しては、完全に「白旗を揚げて」いたことです。ですから、アルコール依存症を抱えた本人や家族が病院を訪れても断られるばかり、彼らに治療を提供してくれる場はどこにもありませんでした。

このような状況を背景としながら、禁酒法廃止から二年後の一九三五年、偶然にも二人のアルコール依存症者が出会い、アルコホリクス・アノニマス（Alcoholics Anonymous：通称ＡＡ）という自助グループが誕生しました。このグループが、依存症治療の大きな転回点を作り出したのです。二人のうちの一人は、ビル・Ｗという、もともとはニューヨークのウォール街でビジネスマンをしていた男性であり、もう一人は、ボブ・Ｓという外科医でした。二人とも、社会において一定の成功をおさめながら、アルコールで身を持ち崩し、仕事も生活もどうにもならなくなっていました。

そんな二人が、ある晩出会ったわけです。きっかけは、教会の助けで先に断酒し始めていたビルが、仕事で出張した先の街で、強い飲酒欲求に襲われたことでした。その再飲酒のピンチを乗り切る方策としてビルが思いついたのが、「同じ問題で悩んでいる人が断酒するのを助ける」ということでした。そして、あちこちに連絡をとったすえに、まだ飲酒を続けていたドクター・ボブを紹介されたのです。

二人が顔をつきあわせて話すようになってから、ビルは再飲酒の危機を乗り越え、また、ボブの飲酒もとまりました。これは、医学史上の大事件でした。なぜなら、医師が匙を投げたアルコール依存症の治療法を、その病気の当事者が発見したわけですから。しかもその治療法というのが、アルコール依存症者が自身の「痛い」体験を他のアルコール依存症者に伝える、という実にシンプルなものでした。たったそれだけのことが、自身の断酒に役立つばかりか、他のアルコール依存症者の助けにもなったわけです。

これがＡＡの出発点となりました。その後、ＡＡは米国全体をまきこんだ社会運動へと発展し、それまで「医療では治らない」「そもそも病気ではない」と見なされていたアルコール依存症に対する見方を変えました。ＡＡ誕生からおよそ二〇年後の一九五四年、ついに米国医学会は、「アルコール依存症」を公式に病気として、それも回復可能な病気として認めました。そして医療者のあいだで、ＡＡに参加することがその病気の有効な治療法として認識されるようになったのです。

いまやＡＡは世界中に広まり、日本はもちろん、先進国のどの国でも毎日どこかでそのミーティングが開催されています。ＡＡと同じような当事者同士による相互支援団体――これを「自助グループ」と呼びます――には、わが国独自のものとして断酒会がありますが、その断酒会の結成にもＡＡは大きな影響を与えています。

†ＮＡの誕生とダルク

それだけではありません。ＡＡの方法論は、ヘロインやコカインといった他の薬物で問題を抱えている人にも援用されました。現在、薬物依存症の自助グループとしては、ナルコティックス・アノニマス（Narcotics Anonymous：通称ＮＡ）が世界中に広がり、相互支援の活動を展開しています。ＮＡのメンバーには、ミュージシャンのエリック・クラプトンや、ラッパーのエミネムといった著名人もいます。一般にはほとんど知られていませんが、日本国内にもすでに二〇〇以上のＮＡのグループが立ち上がっており、毎週国内全体で延べ五〇〇回以上のミーティングが開催されています。

わが国でＮＡを広げるのに大きな役割を果たしてきたのが、「ダルク」（DARC: Drug Addiction Rehabilitation Center）です。ダルクは、薬物依存症からの回復を支援する、薬物依存症当事者の団体であり、過去三〇年以上にわたってわが国の薬物依存症支援では大きな役割を果たしてきました。現在、ダルクは国内各地に五〇以上の団体が存在し、施設の数も合計で八〇あまり存在します。

このダルクの目標の一つが、実は、ＮＡのプログラムにつながるための基礎を身につけることなのです。ダルクでは、薬物をやめてまもない段階ではダルクの施設に入所して、その安全な環境のなかで、同じ問題を抱えた仲間とともに共同生活をしながら、そこからＮＡのミーティングに参加する毎日を送ります。そして最終的には、施設を出て地域で生活をしながら、日中は仕事、夜は地域のＮＡミーティングに参加して自身のケアをする、という生活習慣の確立を目標としています。実際、わが国の各地にあるNAグループでは、ダルクの卒業生が多数活動しています。

3 回復のための社会資源としての自助グループ

†安心して正直になれる安全な場所

自助グループによる依存症からの回復率は非常に高く、それが優れた依存症の治療であることは疑いようのない事実といえます。現に、私が担当した薬物依存症患者のなかで、年単位でNAのミーティングに継続的に参加するようになった人は、ほぼ全員、長期の断薬を維持しています。そのなかには、当初はまったく薬物をやめることができずに生活が破綻した状態だったために、まずはダルクに入所した後にNAにつながった人もいますし、一方で、ダルクを経ずに、最初からNAだけに通うことを続けてきた人もいます。どちらのパターンであれ、見事にクリーンな生活を継続しています。

なぜ自助グループはこれほどまでに治療成績が優れているのでしょうか。

理由はいくつか考えられます。AAやNAのような自助グループは、別名12ステッププ

表４－１　ＡＡ12のステップ（出典：ＡＡ日本ゼネラルサービスホームページ）

1.	私たちはアルコールに対し無力であり、思い通りに生きていけなくなっていたことを認めた。
2.	自分を超えた大きな力が、私たちを健康な心に戻してくれると信じるようになった。
3.	私たちの意志と生き方を、自分なりに理解した神の配慮にゆだねる決心をした。
4.	恐れずに、徹底して、自分自身の棚卸しを行ない、それを表に作った。
5.	神に対し、自分に対し、そしてもう一人の人に対して、自分の過ちの本質をありのままに認めた。
6.	こうした性格上の欠点全部を、神に取り除いてもらう準備がすべて整った。
7.	私たちの短所を取り除いて下さいと、謙虚に神に求めた。
8.	私たちが傷つけたすべての人の表を作り、その人たち全員に進んで埋め合わせをしようとする気持ちになった。
9.	その人たちやほかの人を傷つけない限り、機会あるたびに、その人たちに直接埋め合わせをした。
10.	自分自身の棚卸しを続け、間違ったときは直ちにそれを認めた。
11.	祈りと黙想を通して、自分なりに理解した神との意識的な触れ合いを深め、神の意志を知ることと、それを実践する力だけを求めた。
12.	これらのステップを経た結果、私たちは霊的に目覚め、このメッセージをアルコホーリクに伝え、そして私たちのすべてのことにこの原理を実行しようと努力した。

ログラムと呼ばれており、同じ問題を抱えた仲間とのミーティングを通じて、一二項目の課題に取り組んでいきます（表４-１）。その課題には、アルコールや薬物をやめ続けるだけではなく、人としてよりよく生きるための知恵がたくさん詰まっています。その意味では、12ステッププログラムは、実は断酒・断薬を続けるという作業を通じて、人として成長することを目指しているのではないかと、私は勝手に考えています。

最初の課題は、自分がアルコールや薬物に対して「無力」であることを認めることです。これには、これまでひとりで意地になり、ひたすら根性だけでやめようとして、誰にも助けを求めないできたことをやめる、という意味があります。そして、まずは「薬物を使わないこと」

よりも、「ミーティングに参加し続けること」に目標を変更するのです。

依存症という、この「やめられない、とまらない」の状態から回復するには、絶対に必要な条件があります。それは、世界中で一箇所だけでいいから、安心して「クスリを使いたい」「クスリを使ってしまった」「クスリをやめられない」といえる場所、正直にそういっても誰も悲しげな顔をしない場所、誰も不機嫌にならない場所、決して自分に不利益が生じない安全な場所を持っていることです。

しかし残念ながら、一般の社会のなかにはそのような場所はなかなかありません。たとえば、散々自分の薬物問題で苦しめてきた家族や恋人の前で、「クスリをやりたい」などといえば、彼らを失望させるだけですし、職場の同僚の前でいえば、社会的な信頼が失われてしまう危険があります。

そうなると、依存症を抱える人のそうした正直な気持ちを理解し、共感してくれる人というのは、薬物経験者しかいません。しかしだからといって、いま現在、薬物を使っている人の前で告白すれば、「なら一緒にクスリをやろうぜ」となってしまいます。

そこで、自助グループが必要なのです。ミーティングに参加するメンバーはみな、かつて薬物を使っていて、しかし、いまはやめ続けている人、あるいは、やめようとして自身も苦しんでいる人たちです。だから、その気持ちに共感し、励ましてくれるでしょう。

しかも、自助グループは匿名の場です。参加者は実名を名乗らず、お互いニックネームで呼び合います。つまり、そこは非日常の空間であり、秘密が守られ、現実の生活では利害関係のない集まりなのです。それが正直な告白をより容易にします。そして、告白する際には、「薬物依存症者の××です」と自己紹介すると、仲間たちがいっせいに声をそろえて「××」と名前を復唱してくれます。これが発言者に、「自分はひとりではない」「ここは自分がいてもよい場所、居場所なのだ」という感覚を与えます。

この感覚は回復のプロセスにおいてとても大切なものです。薬物依存症者の多くは、「薬物を使いたい気持ち」や「薬物を使ってしまっていること」を周囲にひた隠しにし、その秘密ゆえに誰と一緒にいても、「その人を裏切っている」「隠しごとがある」という罪悪感から心を閉ざし、孤独感に苛まれています。そうした感情がますます薬物の欲求を刺激し、人を、「反省すればするほどとまらない」という悪循環に陥らせます。自助グループはそうした悪循環から救い出してくれるのです。

ちなみに、この「仲間がいる」「自分の居場所がある」という感覚は、多くの薬物依存症者が人生で初めて薬物に手を出すきっかけとなったものでもあります。これまで家庭にも学校や職場にも居場所がないように感じてきた人が、それを使うことで組織や団体の一員として認められたり、「憧れの先輩」とお近づきになれたり、「かっこいいイケてる」グループの仲間として受け入れられたりすること――第1章でも述べましたが、薬物がもたらす最初の報酬効果は、中枢神経作用薬がもたらす快感ではなく、こうした「つながり」や「居場所」という社会的なものなのです。

だからこそ、依存症から回復し、薬物なしの生活を獲得するには、同じような「つながり」や「居場所」が必要になる、と私は考えています。その意味でも、自助グループが依存症からの回復に果たす役割は大きいと考えています。

†自分の過去と未来に会える場所

他にも、自助グループにはたくさんの意義があります。

前にも触れましたが、依存症という病気は、別名「忘れる病気」ともいわれています。依存症レベルまでいっていなくとも、深酒をして翌朝ひどい二日酔いと体調不良による不快感を覚えた人が、昨晩の大酒を後悔して、「もう酒やめた〜」と誓う場面に遭遇した人（もしかするとご自身で体験したことのある人）は少なくないものです。しかし、数日もして体調が回復すると、大抵は、そんな誓いはどこへやら、まるで何ごともなかったようにこれまで通りの飲酒をしています。

依存症になると、これがきわめて顕著なかたちで出てきます。アルコールによって内臓を壊して入院したり、薬物で逮捕されたり、人前で大失態を演じてしまったりして深く反省し、しばらくのあいだ断酒や断薬をする人は少なくありませんが、この状態はなかなか長続きしません。そのような、最近味わった苦い失敗の記憶はすぐに「喉もとを過ぎて」しまい、いつまでも鮮明に覚えているのは、アルコールや薬物を使い始めた時期の、はるか昔の楽しい記憶ばかりとなります。ですから、依存症の人たちは、しばらくアルコールや薬物をやめていると、「その気になればいつでもやめる力があることがわかったから、もうしばらく使うことにしよう」とか、「今度は、失敗しないように上手に使うことができるだろう」などという気持ちになり、自分が立てた誓いを簡単に忘れてしまうのです。

ところが、自助グループのミーティングに参加し続けていると、当然、はじめてミーティング会場に足を運んでくる依存症の人がいるわけです。まだ、アルコールや薬物が完全に切れておらず、呂律《ろれつ》が回らず、体調の悪さを抱えながらも、自分なりに思うところがあって勇気を出して緊張した面持ちでやってきた、新しい仲間です。

自助グループで一番大切にされるのは、このような、初めてミーティングにやってきた新しい仲間なのです。その仲間の姿は、重大な決意をもってその会場を訪れたかつての自分の姿と重なり、いまやすっかり喉元を過ぎてしまった記憶――最後にアルコールや薬物を使ったときの苦々しい記憶を蘇らせ、初心を思い出させてくれます。つまり、ミーティングでは過去の自分と出会い直すことができるわけです。

それだけではありません。ミーティングの場では、未来の自分のイメージとも出会うことができます。依存症の人がなかなか薬物を手放せないのは、本人たちにとってそれが自分の重要な一部分となってしまっているからです。長年、薬物とともに生きることで、楽しいことも悲しいこともそれらとともにあり、それらがあったおかげで、仕事で成功をおさめたり、苦境を乗り切ったり、すばらしい出会いを経験したりした記憶もあるはずです。その意味では、依存症者にとって薬物はあたかも自分の「親友」「盟友」のようなものなのです。海外の薬物依存症者のなかには、若干の自虐も込めて薬物のことを「ケミカル・フレンド」(chemical friend)と呼ぶ人がいますが、これほど正鵠を射た表現も他にないような気がします。

要するに、薬物依存症者にとって、薬物を手放すことは一種の喪失体験――長年連れ添った伴侶との別離にも似ています――でもあるのです。それだけに、薬物依存症者のなかには、薬物を手放した自分には何も残らないのではないか、あるいは、自分が抜け殻のようになり、この先、ずっと灰色の無味乾燥な人生に耐えることを余儀なくされるのではないか、という不安を感じる人が少なくないのだと思います。そして、そのような不安はしばしば、薬物を手放して生き方を変える、という決断を躊躇させる原因となっています。

ところが、自助グループに行けば、何とか苦しい日々を乗り越えて一年間やめ続けた人、あるいは、三年やめ続けて気持ちにゆとりが出てきた人、さらには一〇年とか二〇年やめ続け、薬物がない生活があたりまえになっている人とも出会うことができます。そこには、近い未来の自分の姿や、遠い未来の自分の姿があります。決して抜け殻になっておらず、苦労しながらも自分らしい人生を楽しみながら、年単位でやめ続けることに成功している姿です。そのような未来のイメージは、依存症の人たちに希望を与え、回復への意欲を刺激してくれます。

†「心の酔い」を覚ます場所

依存症からの回復プロセスは、大きく「脳の酔い」を覚ますプロセスと「心の酔い」を覚ますプロセスとに分けることができます。

「脳の酔い」とは、脳が薬物の影響を受けた状態のことを指します。たとえば、ハイになって気が大きくなっていたり、意識が朦朧として頭が回らなかったりする状態がそうです。そして、「脳の酔い」を覚ますのは実に簡単です。とにかく薬物を使うのをやめればよいわけですから。そうすれば、早ければ数日、遅くとも一、二週間のうちには、完全にしらふの状態に戻れます。たとえ覚せい剤の影響によって幻覚や妄想が出現し、いわゆる薬物誘発性の精神病を呈しているような場合でも、まだ深刻な後遺症のない段階であれば、抗精神病薬による薬物療法で、早ければ一週間、遅くとも一ヶ月のうちには改善します。

問題となるのは、「心の酔い」を覚ますプロセスなのです。こちらは時間がかかりますし、容易ではありません。長いあいだ、「気分を変える」物質に酔った状態で生きるのが習慣化していると、自分でも気づかないうちに、物の考え方や感じ方に独特の変化が生じています。その変化をわかりやすい言葉で表現するのはとてもむずかしいですが、思い切って単純化していえば、「自己中心的、ひとりよがり、あるいは、周りが見えない考え方、感じ方」といったところになるでしょうか。

実は、この「心の酔い」に近い状態は、私たちもアルコールに酩酊しているときに一時的に経験しています。たとえば、アルコールを飲むと気が大きくなって、まわりの空気も読まずにはしゃいでしまったり、ふだんはあまりしない自慢話が多くなったりします。また、嫌な気分を紛らわすためにアルコールを飲むと、大抵は不機嫌な酒飲みになって、自分のことを棚上げして上司や同僚のこき下ろしを始めます。そのとき私たちは、あたかも「世の中で一番優れているのは自分」という傲慢な考え、あるいは、「世の中一番苦労しているのは自分」といわんばかりの自己憐憫で頭がいっぱいになっています。

さらに、酔いの影響下では、物の考え方も子どもじみてきて、まわりが自分を相手にしなかったり、かまってくれなかったりすると、無性に腹が立つ状態になることもあります。たとえば、酔っ払った状態でカラオケに行ったときに、自分が歌っているのに誰も手拍子を叩いてくれなかったり、聞いてくれていなかったりすると、内心面白くない気分になったことはないでしょうか。そのくせ自分が他の人の歌を聴く側に回ると、ろくに人の歌も聴かずに、「次は何を歌おうか」と曲目リストを一心不乱にめくっていたことはないでしょうか。実に自分勝手、自己中心的な態度だと思いませんか。

こうした物の考え方、感じ方が、酩酊時だけではなく、しらふのときにも持続した状態が、「心の酔い」なのです。

依存症の人のなかには、日常的に薬物の酔いのなかで生活するうちに、知らず知らずのうちに、こうした酔ったとき独特の物の考え方、感じ方が心の奥深くに根を下ろしている人が少なくありません。そしてそのせいで、いつも周囲と自分を比較しては怒りと嫉妬に悶え、周囲からの評価ばかりを気にして、自信過剰（傲慢さ）と自信喪失（自己憐憫）の両極を激しく揺れ動いています。これが「心の酔い」の状態なのです。この状態のままでいると、周囲の人間を、ともすれば「敵／味方」「あちら側／こちら側」のように敵対的図式で捉えがちになり、周囲との衝突や軋轢《あつれき》を生じやすく、怒りや嫉妬の感情に圧倒されやすくなります。これらはいずれも薬物欲求を刺激するものです。

自助グループにはこのような「心の酔い」からの回復を促す力があります。自助グループのミーティングにおける、「言いっ放し、聞きっ放し」（他の参加者の発言を決して批判してはならない代わりに、自分の発言も誰からも批判されない）というスタイルに、その効力の秘密があるのでしょうか。

それはわかりませんが、自助グループに長く参加し続けるうちに、「話す」と「聞く」とのあいだで力点の変化が生じることは、よく指摘されています。自助グループに参加してまもない人は、自分が発言する順番が来たら「何を話そうか」と、ともすれば「話す」ことばかりに意識が向きがちですが、実は、まず注力すべきなのは、他の参加者の話を「聞く」ことです。最初のうちは、依存症の特徴ともいえる「否認」の影響もあり、他の参加者がする体験談を聞いても「自分と違うところ」を探そうと躍起になる傾向があります。「俺はそこまでひどい状態にはならなかった」「俺はそんなみっともないことはしない」といった具合です。

しかし、それでもミーティングに参加することを続けていると、次第に「自分と同じところ」に意識が向くようになり、たとえば、「状況は少し違うけど、自分もそんな風に考えていた」などと感じるようになります。その段階になると、ミーティング参加者の言葉は、自分の姿を映し出す鏡として機能するようになり、それまで気づかなかった、自身を客観視し、自分が抱える「心の酔い」の状態が理解できるようになります。こうした効果が、依存症の人たちの「心の酔い」からの回復を助けます。

4　自助グループの課題と限界

†自助グループで回復した人は「スーパー・エリート」

このように自助グループには、薬物依存症からの回復を促進する数々の優れた効果があります。何よりもありがたいのは、ミーティングの多くは夜に開催されているので、仕事とセルフケアを両立できることです。お金もかかりません。あくまでも個々の判断で、そのときに出せる額、出そうと思った額の献金をするだけです。

要するに、どこからどう考えても、依存症の治療法として自助グループに勝るものはないのです。したがって、その意味では、私たち医療者のなすべきことは、薬物依存症患者の「脳の酔い」——薬物誘発性精神病など——の治療を終えたらさっさと手を放し、「後は、自助グループに行きなさい」と背中を押すことだと思います。

実際、それがうまくいった人たちもいます。私がこれまで担当してきた薬物依存症患者のなかには、そのようにして治療の早期にNAにつながり、日中は正社員として仕事に就きながら、週一、二回ほど夜のNAミーティングに顔を出すことで、数年以上におよぶ断薬を維持している人が何人かいます。こうした人たちは、薬物を使わない生活のなかで様々なストレスに遭遇しても、ミーティングで自分の気持ちを吐き出すことで気持ちのバランスをとり、日々のストレスが薬物再使用へと発展しないように対処しています。

そうした患者の多くは、いまでは病院との関係はとても薄くなっています。数ヶ月〜半年に一回だけ近況報告に来る程度、なかにはもう通院はやめていて、入院中の薬物依存症患者に対するメッセージを運ぶために、あくまでもNAのメンバーとして病院にやってきた際に偶然会うことがある程度の間柄になったりしている人もいます。

いずれにしても、そのような人たちの多くは、自助グループの12ステッププログラムのなかで自分自身の生き方に対する内省を深めた結果、まるで哲学者や賢者のように思慮深く、そして謙虚な人柄へと変貌を遂げています。かつて薬物がとまらずに初めて病院に訪れたときとは、まるで別人です。妙ないい方に聞こえるかもしれませんが、依存症になったおかげで、以前よりも人間として深みを増し、人格的に成長したのではないかとさえ思うほどです。私たち依存症分野にかかわる援助者の多くは、そういう回復者に会うたびに、「ああ、これが回復というものなんだな」と感じ入り、依存症の回復支援にかかわる意欲がわいてくるものなのです。

しかしその一方で、厳しい現実があります。それは、そのような回復のパターンをたどる人は薬物依存症患者のごく一部にすぎない、という厳然たる事実です。

これまで私は、薬物依存症外来を受診した患者のほぼ全員に、自助グループにつながることの意義を伝えるようにしてきましたが、実際にミーティングに一回でも顔を出してみたという人はごく少数です。その割合は、かなり楽観的に見積もっても一割にも達しません。継続的に参加するようになった人となるとさらに少なくなり、一回でも自助グループに顔を出した人のうち、せいぜい一割くらいです。

前に私は、「継続的にNAに参加している人の大半が、年単位の断薬を維持している」といいましたが、そのすばらしい治療成績は、あくまでもNAの雰囲気や目標が「自分に合う」と感じ、継続的に参加した人に関するものでしかありません。そして残念なことに、すべての薬物依存症者がNAを気に入るわけではないのです。

その意味では、自助グループによって回復した薬物依存症者は、薬物依存症者のなかでも「エリート中のエリート」といってよいでしょう。

†自助グループにつながりにくい理由

それでは、なぜ多くの薬物依存症者が、自助グループにつながらないのでしょうか。

患者が自助グループへの参加を躊躇する理由はいくつかあります。患者の側が「ヤクザ者のヤク中が集まっている恐ろしい場所」とか、「ヤク中同士が傷をなめ合って、結局、一緒にクスリを使っている場所」といった、事実とは異なる、非常に歪んだ先入観を抱いていることもありますし、「自分はそこまで深刻な依存症ではない」と問題を否認したりして、参加を躊躇している場合もあります。

ただ、案外多い理由は、漠然と未知の場所に一人で訪れることの不安から二の足を踏んでいる、というものだと思います。これはある程度は理解できる現象です。人は誰しも、知っている人がいない未知の場所に一人で行くのは不安なものです。したがって、依存症患者が自助グループのメンバーと直接知り合いになり、そのメンバーと一緒にミーティングに行ってもらえる機会を増やすことは解決策となるでしょう。

しかし他方で、本人なりに明確な理由を持って参加を拒んでいる場合もあります。たとえば、「何かの宗教みたいで嫌だ」という患者がいます。確かに、ＡＡやＮＡといった12ステッププログラムでは、くりかえし「ハイヤーパワー」（超越的な力、神）という言葉が出てきます。これは決して特定の宗教における「神」を意味するものではありませんが、一部の患者は、そういった宗教的な雰囲気に抵抗感を示します。

また、「薬物ならともかく、酒まで問題視されるのが嫌だ」という患者もいます。NAはあくまでも薬物依存症の自助グループですが、そこではアルコールも薬物の一種と捉え、薬物とともにアルコールをやめることも目指しています。このこと自体は実に理にかなっている、妥当な方針ではあります。実際、薬物依存症の人が、薬物をやめた後に今度はアルコール依存症になってしまうことはまれならずありますし、また、アルコール酩酊時には薬物欲求が刺激されやすく、再使用のリスクが非常に高くなるからです。

とはいえ、薬物依存症患者のなかには、「覚せい剤は法律に触れるからやめるつもりだが、アルコールはどうしても普通の社会生活のなかで必要な場面が多くて、さすがにやめるわけにはいかない」という人もいます。その方法が断薬継続のために好ましいものなのかどうかはさておき、アルコールを摂取し続けている限り「クリーン」（薬物を使っていない状態）とは見なされないNAは、少なくともその人にとってはあまり心地のよい居場所とはならないかもしれません。

それから、依存症の他に深刻な精神障害（統合失調症や双極性障害、うつ病、不安障害、外傷後ストレス障害）を合併している人のなかにも、NAに馴染めない人がいます。大勢の人がいる場が苦手な人、あるいは、症状の影響により「言いっ放し、聞きっ放し」のミーティングに混乱してしまう人もいます。また、性暴力被害を受けた過去を持つ女性の場合、男性がたくさん参加しているミーティング自体に恐怖感を覚えることもあります。

また、他の精神障害を合併する依存症者の多くが、精神科治療薬を服用していますが、その「治療薬」が「薬物」にあたるのかという問題もあります。もしもそれを「薬物」と捉えるならば、服薬を続けている限り、完全に「クリーン」とはいえません。NAは決して治療薬の服用を禁じていませんが、患者のなかには、NAメンバーとしての強い所属感を求めるあまり、自己判断で服薬を中断し、精神状態を悪化させてしまう人もいます。

その意味では、自助グループへの参加を躊躇するのには、丁寧に事情を聞けば、十分に同情すべき理由があることも少なくないのです。

†自助グループなしでは回復できないのか

かつて私たち依存症にかかわる援助者は、依存症からの回復には自助グループへの参加は必要不可欠なものと考えていました。だからこそ、患者が自助グループに参加したがらなかったり、12ステッププログラムの考え方を否定したりした場合には、その患者がまだ自身の依存症に対する否認が強いと判断し、治療意欲を疑いました。ときには、自助グループに行く・行かないで揉めて治療関係が破綻し、治療が中断となってしまうこともありました。また、「自助グループへの参加を拒むのは、まだまだ薬物の問題に本気で困っていない証拠。もっと痛い目に遭って「底つき体験」をしないといけない」という考えから、極端な話、患者に対する援助を控えたり、冷淡な対応をしたりすることもありました。

誤解しないでほしいのですが、それは一〇〇パーセントの善意にもとづく発想でした。中途半端なるほど「厳しい愛」(tough love) ではありますが、「愛」は「愛」なのです。中途半端な援助は、薬物依存症者を自助グループにつながないまま、「単にクスリがとまっただけの状態」で落ち着かせしまい、当事者から真の意味での回復のチャンスを奪ってしまう――そう私たちは考えていたわけです。

しかし、いまになって振り返ると、こうした対応は医療者の姿勢として問題であったのではないかと反省しています。このような対応のせいで、治療にアクセスできないまま逮捕されたり、命を落としたりした薬物依存症患者もいたのではないかと思うと、忸怩《じくじ》たる思いに駆られます。

いまではこう考え直しています。曰く、「自助グループは依存症支援に役立つ重要な社会資源の一つである。もしも患者が自助グループを気に入ったならば、その患者はとてもラッキーだ。なぜなら、回復に関して大きなアドバンテージを手に入れたことになるから。

しかし、もしも気に入らない、合わないと思ったからといって、その患者が回復できないわけではない。回復のための選択肢は他にもある」と。

第5章

精神科医療に求められるもの

1　薬物依存症に対する医療の課題

†精神科医療の「招かれざる客」

それでは、自助グループが合わない人、あるいは、食わず嫌いをしている人は一体どこに助けを求めたらよいのでしょうか。ダルクでしょうか。それも試す価値がある選択肢です。ただし、そういった人は、ダルクのような自助グループと密接な関係をもって運営されている民間回復施設に対しても、同様の抵抗感を示す可能性があります。

だとすれば、いくら苦手でも我慢して参加せざるを得ないくらい困難な状況に追い詰めること、たとえるならば、食わず嫌いを諦めざるを得ないほどの「飢餓的状況」に追い込むこと――そう、まさに「底つき体験」です――が、よいのでしょうか。

まさか、ですよね。やはり、ここは医療、それも精神科医療の出番ではないでしょうか。

しかし残念ながら、少なくとも一〇年あまり前までは、わが国の薬物依存症に対する医療は、実に貧困な状況でした。わが国は、第二次大戦後から七〇年あまりものあいだ覚せい剤乱用が社会的問題となっている、国際的にも実にめずらしい国ですが、それにもかかわらず、一〇年あまり昔までは、国内に薬物依存症の専門病院は、国内で十箇所にも満たないありさまでした。

もちろん、たとえ専門病院でないにしても、本来は精神科であれば治療を引き受けてほしいところですが、相談すると、大抵はにべもなく断られてしまいます。実は、アルコール依存症専門病院でさえも、覚せい剤などの違法薬物の依存症を抱える人の治療は嫌がります。かつてあるアルコール依存症の専門医は私にこういいました。「アルコール依存症は病気だが、薬物依存症は犯罪だ」と。

以前、こんな経験をしたことがあります。私が外来で治療を担当している患者の病状が悪化したので、近隣の病院に入院をさせてくれるよう相談の電話をかけました。依頼先の病院で私の電話を受けたソーシャルワーカーは、「了解です。空きベッドはあります」と快く応じたうえで、「ところで、患者さんの病名は？」と質問してきました。私は、「実は覚せい剤依存症で、最近、覚せい剤を再使用してしまい、幻覚・妄想状態になってしまったのです」と説明しました。すると、先方のワーカーは、電話の向こうでしばらく沈黙した後、「病棟の担当医師と相談してから電話をかけ直します」といって電話を切りました。ものの三分もしないうちにワーカーから折り返しの電話がありましたが、その内容に私は呆気《あっけ》にとられました。曰く、「いま病棟に確認をしたのですが、ちょうどついさっき別の患者が入院して満床になってしまいました。申し訳ございません」

実は、これと似たような経験――入院依頼先の病院に診断名を告げた瞬間に空床が消失する、という超自然的な現象――は、これまで何度となく経験しています。おそらくその病院は、何が何でも覚せい剤の患者を受け入れたくなかったのでしょう。

その一方で、一見、快く患者の入院を引き受けてくれた病院も少数ながら存在しました。しかし、そのうちの一部の病院は、病院を名乗る捜査機関でした。というのも、患者は、入院するなり尿検査を受けさせられ、尿の覚せい剤反応が陽性だったということで、医師から警察に通報されてしまったからです。結局、患者は早々に退院となり、病院の門で待ち構えていた警察官に逮捕されました。

奇妙な話だと思いませんか。医師は、刑法一三四条によって、職務上知り得た患者の秘密は、正当な理由がなければ漏らしてはならない、という義務を課せられています。

しかしおそらくその病院の医師は、患者の違法薬物使用は病気の症状ではなく、あくまでも自由な意志によって主体的に選択された行動であり、告発するのに十分な「正当な理由」と判断したのでしょう。要するに、その病院においては、「覚せい剤依存症は病気ではない」と判断したわけです。

†わが国における薬物依存症医療の現実

このような多くの精神科医療関係者が忌避するなかでも、少数の依存症専門病院では、覚せい剤依存患者に医療を提供してきましたが、大抵、その際用いられたやり方は、わずかに次の二つのいずれかでした。

一つは、あくまでも覚せい剤によって誘発された精神病にだけ治療を提供し、入院治療が終わると、ダルクやNAといった非医療的な社会資源を紹介して退院させる、といういささか無責任なものです。大抵は、ダルクにもNAにも行ったことのない医療者の提案なので、その提案は患者に対して熱のこもっていない、上っ面だけの説明をするもので、紹介先と十分に調整することもなく、ただ乱暴に「丸投げ」する感じでした。当然ながら、患者のほとんどはダルクにもNAにもつながらないまま、それきり行方知れずとなってしまうわけです。医療者は自身のつなぎ方を悔いることもなく、「あの患者はまだまだ底をついていないね。否認が強い」などと、治療がうまくいかない理由を患者の側に責任転嫁していました。

もう一つは、中毒性精神病が消退した覚せい剤依存症患者に、アルコール依存症患者用の入院治療プログラムを提供するというものでした。実は、私が依存症臨床に従事するようになった二〇年前当時、依存症の治療プログラムといえば、「久里浜方式」と呼ばれる、アルコール依存症を対象とした、三ヶ月間の入院治療プログラムしかありませんでした。ですから、しかたなく覚せい剤をはじめとする薬物の依存症患者についても、この久里浜方式で治療をしていました。

この久里浜方式は、一九六〇年代にできた、あの、精神科医にして小説家でもあった、なだいなだ（本名：堀内秀）先生を祖とするアルコール依存症の治療プログラムでした。当時としては、驚くほど斬新なものではありましたが、薬物依存症にも同じように有効なわけではありませんでした。なにしろ、アルコールのような中枢神経抑制薬と、覚せい剤のような中枢神経興奮薬とでは、同じ依存症といっても患者の属性や抱えている問題があまりにも違うからです。たとえば、アルコール依存症患者は社会経験が豊富な中高年男性が多く、また、入院時点ではアルコールによる内臓障害で身体はボロボロです。入院して最初の一ヶ月間は歩くことさえできない人がけっこういます。

そもそも、中枢神経抑制薬は身体依存が強い薬物です。くりかえし摂取しているうちに耐性はどんどん上昇し、中枢神経系のバランスをとるのに必要な薬物量は増えてきます。実際、アルコール依存症患者も最後にはアルコールを飲んでも手の震えや身体中の何ともいえない不快感といった離脱が治まらなくなり、それを抑えるだけの量のアルコールを飲もうにも、内臓障害のせいで飲んでも吐いてしまう状況となっています。つまり、「飲んでも地獄、飲まなきゃなお地獄」なのです。ですから、少なくとも入院時点では、患者の多くはアルコールに対して「もう懲り懲りだ」という感覚を持っており、その意味では、アルコールは「底つき」を体験しやすい薬物といえます。

一方、覚せい剤のような中枢神経興奮薬の場合は、アルコールとはずいぶん異なります。患者は衝動的で血気盛んな若者が多く、ほとんどの場合、内臓障害はまったくないか、あってもごく軽度、身体的には元気そのものです。しかも、覚せい剤は身体依存がほとんどないので、アルコールのような苦しい離脱はなく、患者自身は「クスリは簡単にやめられる」と感じているはずです。というのも、薬物使用中止後初期に感じるのは、せいぜい強い眠気くらいだからです。それも二、三日寝続けているうちに終わりです。その後は、強い空腹感を覚えて食欲が亢進《こうしん》し、一週間もすれば覚せい剤使用による疲労からすっかり回復します。ですから、懲りるという体験をしにくく、覚せい剤がもたらす「ハイな感覚」をなかなか忘れることができません。

それに、アルコールのようにいつでも簡単に入手できるものとは異なり、覚せい剤はそれなりに入手が大変で、入手に際しては様々なリスクを伴います。それがよい意味で再使用のブレーキとなっているのは確かですが、同時に、自分が抱える問題を過小視させることにもつながっています。たとえば、アルコール依存症患者が、いくらでも簡単に酒類を入手できるこの社会において半年間断酒するのには大変な苦痛を伴いますが、覚せい剤依存症患者の場合には、覚せい剤が手に入らなければそれはそれで諦めがつき、半年使わなくとも本人はさほど苦痛を自覚しません（もちろん、目の前に覚せい剤を差し出されたら一〇〇パーセント手を出してしまいますが）。そのせいで、「俺はその気になればいつでもクスリはやめられる」という錯覚を抱きやすいのです。要するに、覚せい剤依存症患者は「底つき」を体験しにくいといえます。

いずれにしても、覚せい剤依存症患者を久里浜方式の「三ヶ月」などという長期間、病棟に閉じ込めておくのは至難の業です。入院して五日から一週間もすれば、身体はピンピンして元気で、覚せい剤の影響による幻聴や被害妄想も消失し、すっかり健康体になったような気がしています。そうすると、病棟内でいろいろないたずらや悪ふざけを始めてすっかりトラブルメーカーとなってしまったり、病棟規則違反で強制退院をさせられたり、あるいは、自分の判断でかってに中途で退院してしまったりするわけです。

以前、私が勤務していた神奈川県の依存症専門病院（当時の名称は神奈川県立精神医療センターせりがや病院、現在は神奈川県立精神医療センター）では、本来三ヶ月を必要とする久里浜方式による入院治療を、薬物依存症患者に限っては一ヶ月に短縮して提供していました。それは決して、薬物依存症患者が「治りやすい」からではありませんでした。長く病棟に置いておくとトラブルを起こすからでした。

しかし、その短縮化した入院治療プログラムでさえ最後まで終了できず、中途で退院してしまう患者がほとんどでした。中途退院の理由としては、病棟規則違反や病棟から脱走といったものまでありましたが、最も多いのは、「もう大丈夫です。絶対に薬物を使わない自信が出てきました」などと勝手に自己判断して、自分から退院してしまうパターンでした。もちろん、まったく大丈夫などではなく、退院してすぐに覚せい剤を再使用しており、結局は、薬物の欲求に突き動かされての退院希望だったわけです。だからといって、薬物欲求を強制入院というかたちで物理的に押さえ込もうとすれば、もはやそこは病院ではなく刑務所になってしまいます。それでは、治療効果は上がりませんし、人権上の観点からも好ましいものとはいえません。ですから私は、「薬物を使いたくなった」とわかっていながらも、執拗な退院希望に折れるしかありませんでした。

そのような状況でしたから、私自身、薬物依存症患者の入院治療は、最初から負けが決まっている消化試合をやっているような感覚にとらわれていました。プログラム中途で患者を退院させるとき、私たち医療者が自分たちを慰めるために言い聞かせていた言葉は、例によって次のようなものでした。

「あの患者はまだ底をついていないね。だから治療に本気になれないんだ」

またしても患者への責任転嫁でした。

†高い治療ドロップアウト率

結局、薬物依存症治療の主戦場は、外来通院ということになります。事実、依存症が最も再発しやすいのは、病院を退院した直後、あるいは、刑務所を出た直後です。要するに、物理的に薬物にアクセスできない環境で薬物をやめても、それはやめたうちには入らないわけです。その意味でも、やはり治療の本番は、その気になればいくらでも薬物を入手できる地域に戻ってからの外来通院なのです。

しかし、実はその外来通院にこそ大きな課題がありました。前出の、以前私が勤務していたせりがや病院で、ちょっとした予後調査が行われました。それは、初めて同院に受診した覚せい剤依存症患者を三ヶ月間追跡し、どのくらいの患者が通院治療を継続しているのかというものです。

その結果に私は愕然としました。なんと患者の七割近くが初診からわずか三ヶ月以内――依存症の治療には到底足りない期間――に通院治療を中断していたことがわかったからです。薄々そうではないかと思っていたものの、改めて数字を突きつけられると、なかなか衝撃的でした。なぜなら一人の覚せい剤依存症患者が専門病院の受診に至るまでに、どれほど家族、親族が苦悩し、あるいは、保健所の保健師、あるいは本人を逮捕した警察官、裁判でかかわった弁護士など、多くの人の説得や尽力で、やっとのことで病院につながったかを知っているからです。それにたった三ヶ月で治療を中断させてしまう病院の、一体どこが専門病院なのかと感じたからです。

実は、依存症治療において最も重要なのは、治療の継続性であるといわれています。実際、海外の研究では、どの治療法を用いるかではそれほど依存症からの回復率や断薬継続率に違いはないが、本人が治療をできるだけ長く続けた場合には、その治療法がいかなるものであれ、治療成績がよいことがわかっています。さらにいえば、治療開始当初は薬物を使いながらの参加であっても、ドロップアウトしないで治療を継続した者の方が、長期的には断薬に至っている者が多いこともわかっていました。その意味では、七割近くの患者が治療を中断してしまうわが国の専門治療には、どう考えても問題があるわけです。

ところで、その調査で三ヶ月後も通院を続けていた三割強の患者のなかで、初診から三ヶ月間のあいだ一回も覚せい剤を再使用しなかった患者はどのくらいいたと思いますか。なんと九六パーセントです。つまり、ほぼ全員の患者が三ヶ月のあいだ一回も覚せい剤に手を出していなかったのです。わずか三ヶ月とはいえ、私自身の臨床感覚からいうと、あり得ないという感じ、不自然なほどすばらしい断薬率です。

おそらくですが、初診から三ヶ月のあいだに一回でも薬物を使ってしまった人は、恥ずかしい気持ちや自分に対する失望で治療意欲を失ったり、使用したことをいって医者から叱責されたり、下手をしたら警察に通報されたりするのが嫌で、通院をやめてしまったのではないかと思います。それがこの七割の通院中断者なのではないでしょうか。そして、幸運にも薬物をやめ続けている人が、医者に自慢したくて、あるいは褒められたくて意気揚々と通院していたのではないでしょうか。

考えてみてほしいのです。薬物依存症の専門病院が本当に助けるべき患者は、この三割のグループと七割のグループ、どちらでしょうか。わずか三ヶ月とはいえ、ただ病院に通って、診察室で医者に近況を話すだけで薬物がとまっている人なのか、それとも、たった三ヶ月も薬物をやめることができずに治療の場から離れていった人――おそらく一回使ったら、「一回も一〇〇回も一緒」とヤケを起こしているはず——なのでしょうか。

いうまでもなく、七割の患者たちの方です。この調査結果を見て、私は腹を決めてこう結論したのです。

「この七割の人たちが薬物依存症から回復するためには、安心して覚せい剤を使いながら通院できる場が必要だ」

2　薬物依存症治療に求められる条件

以上のような認識を踏まえて、薬物依存症の治療プログラムを開発しようと思い立ちました。二〇〇六年の夏のことです。

開発に当たって私は、治療プログラムに求められる条件を五つ列挙してみました。

†条件①外来ベースのプログラム

第一に、外来における通院治療プログラムであることです。わが国の精神科医療は、歴史的に交通の便の悪い、人里離れた場所の精神科病院に入院する、という方法を中心に発展してきました。依存症に対する専門医療もその例に漏れず、久里浜方式をはじめ、あらゆる依存症治療プログラムはいずれもあらかじめ入院を想定したものでした。

しかし、その考え方は今日の患者のニーズにマッチしていませんし、入院環境の安心感が退院直後の失敗を生み出します。その意味でも、私は外来で提供できる治療プログラムを開発したいと考えました。

†条件②専門医に頼らない治療プログラム

第二に、専門医でなくとも提供できる治療プログラムであることです。すでに述べたように、二〇〇六年当時、国内には薬物依存症の治療プログラムを持つ病院は非常に少なく、当然ながら、専門医も「絶滅危惧種」と呼ばれるほどわずかしかいませんでした。そして、一人の専門医が治療できる患者の数には限界があります。そこで、短期間の研修でも、専門医でなくとも、あるいは、他の職種であっても提供できるプログラムである必要があると考えました。そうなると、患者とワークブックを読み合わせながら実施でき、援助者向けの実施マニュアルがあるようなプログラムが望ましくなります。

†条件③ドロップアウトが少ないプログラム

第三に、治療継続性の高いプログラムであることです。外来治療プログラムの場合、どれほどすばらしい治療を提供しても、次のセッションに患者がやって来なければ、こちらの負けです。かねてより私は、幻覚・妄想、あるいは不眠、気分の落ち込みなど、覚せい剤の影響で生じた症状が消え、一見問題がなくなると通院をやめてしまう患者が多いことが気になっていました。

つらい症状が消えた患者は困り感がなくなるために、病院受診が億劫《おっくう》になるものです。それでも、医者の側が「丁重におもてなし」をしてくれるのであれば、渋々来院してくれる患者もいるでしょうが、つらい症状が改善した患者の場合、診察はともすれば素っ気なく、短時間のものとなりがちです。

もちろん、毎回の診察のたびに、患者の半生にじっくりと耳を傾ければよいのでしょうが、待合室にたくさんの診察待ち患者がひしめき、そのプレッシャーを感じながらの多忙な外来診療では、医師にはなかなか余裕はありません。しかし、医師以外の職種でも提供できるプログラムがあれば、「このプログラムを一クールすべて終わるまでは通院を続けましょう」と伝え、一定期間、患者を治療関係のなかにとどめることができます。

†条件④様々な社会資源と連携したプログラム

第四に、医療だけで完結せずに、様々な社会資源とのつながりを強めるプログラムであることです。依存症からの回復はより多くの社会資源とつながるほど、治療継続率が高まります。医療だけではなく、精神保健福祉センターなどの保健行政機関、それから自助グループや、ダルクなどの民間回復施設など、何か本人に合う医療以外の社会資源とつながる可能性を高める機能を持ったプログラムである必要があります。

†条件⑤安心・安全が保証されるプログラム

求められる条件の最後は、安心・安全が保証されるプログラムであることです。そのプログラムに参加してかえって医療者から自尊心を傷つけられたり、不愉快な思いをしたりしないことは当然ですが、それに加え、安心して、「クスリをやりたい」「やってしまった」「やめられない」といえる場所、それをいっても誰も悲しげな顔や不機嫌な顔をしない場所であることです。特に、医療者がきちんと守秘義務を遵守し、患者の違法薬物使用を警察に通報したりしないことが大切です。

この最後の点は、とても重要です。すでに述べたように、医師や看護師、保健師といった国家資格を持つ医療者は、正当な理由がないのに、職務上知り得た患者の秘密を漏らしてはなりません。なるほど、公務員の場合には、刑事訴訟法という法律（二三九条二項）で「犯罪告発の義務」が課せられていますが、職務上正当な理由があれば告発しないという裁量も許容されています。つまり、公的な医療機関に勤務する医師や、相談業務に従事する行政機関の保健師であっても、治療上その方がよいと判断すれば、患者の違法薬物使用を告発しないことが許されるのです。

私は、薬物依存症の治療において、治療の場を「安心」「安全」にすることは、まさにこの「職務上正当な理由」であると考えています。理由は明確です。今日、国際的には、薬物依存症は再発と寛解をくりかえす「慢性疾患」と見なされています。海外の様々な予後研究は、かなり強度と集中度の高い治療プログラムを一通り受けた薬物依存症患者であっても、安定した断薬状態が継続できるようになるまでには、プログラム修了後、平均して七、八回の再発（＝単に「一回うっかり使ってしまった」という再使用でなく、連続して使い続けるような、いわば「再乱用」の状態）を呈することを明らかにしているのです。

つまり、薬物依存症からの回復プロセスにおいては、再発は最初から織り込み済みのものだといえます。ですから、再発のたびに刑務所に入っていたら、治療など進められませんし、また、「医者に通報されるかもしれない」という不安は、治療からのドロップアウトを招きます。その意味でも、治療の場の安心・安全が非常に重要なのです。

私は、このような条件を念頭に置いて、仲間とともに治療プログラムの開発を進めてきました。次章では、そのプログラムについてくわしく述べたいと思います。

第6章 私たちの挑戦──スマープとは何か

1 スマープの立ち上げ

†マトリックス・モデルとスマープ

二〇〇六年九月、私は、同じ国立精神・神経医療研究センターに勤務する、仲間の医師、心理士、精神保健福祉士、看護師たちと新しいプログラムを立ち上げました。そのプログラムには「スマープ」(SMARPP; Serigaya Methamphetamine Relapse Prevention Program: せりがや覚せい剤再発防止プログラム)という名称をつけました。「SMARPP」の「S」にある「せりがや」という名称は、前出の、私がかつて依存症臨床を初めて経験させてもらい、その後、このプログラムの最初の試行の場となった病院名からとったものです。

スマープは、治療理念や様式の多くを、米国西海岸を中心に広く実施されている依存症治療プログラム「マトリックス・モデル Matrix model」に負っていて、治療の枠組みやいくつかの用語は、そのまま日本語訳して使用しています。このマトリックス・モデルとは、ロサンゼルスにあるマトリックス研究所が開発した、覚せい剤やコカインの依存症を治療のターゲットとした外来治療プログラムのことを指しています。米国の西海岸では、第3章でも触れたドラッグコート（薬物裁判所）の多くで、刑務所服役に代わる治療プログラムとして、このマトリックス・モデルを採用しています。

私たちがマトリックス・モデルを参考にしたのには、二つの理由がありました。

一つは、それが、認知行動療法的志向性を持つワークブックを用い、マニュアルに準拠した治療モデルだという点です。これならば、薬物依存症の臨床経験を持つ医療者がきわめて少ないわが国でも導入できる可能性が高いと考えたわけです。

そしてもう一つは、マトリックス・モデルが、覚せい剤やコカインといった中枢神経興奮薬の依存症にターゲットを置いた治療プログラムだったからです。これまでもくりかえし指摘してきたように、わが国では、戦後七〇年以上、医療の場でも司法の場でも一貫して最重要課題となっている薬物は、中枢神経興奮薬である覚せい剤でありました。しかし、それにもかかわらず、それまで覚せい剤を主たるターゲットとした治療法は一つもなかったのです。

†スマープの構造

最初に、スマープの実施方法など、形式的なことを説明しておきましょう。

スマープは、週一回九〇分程度、参加者数人から二〇人程度のグループセッションとして実施されます。当初は、一クール二一回で施行され、やがて一クール二八回とか一六回など様々なバージョンが試みられました。二〇一五年になってようやく一クール二四回で、順調にセッションが進めば、大体半年かけて修了するという形に定まりました。

毎回、セッション開始前に、参加者は自分用のカレンダーに一週間の薬物使用状況を示すシールを貼ります。薬物を使わなかった日には「青」のシール、最終的には薬物を使わなかったが、強い欲求が出て危険な状態だった日には「黄」のシール、そして薬物を使った日には「赤」のシールという具合です。セッションの導入部で参加者全員が順番に最近一週間の報告をしますが、その際にこのシールを貼ったカレンダーをグループのメンバーに示しながら報告することになっています。また、セッション終了後には、簡易薬物検査キットで尿の覚せい剤反応をチェックすることとなっています。

プログラムを実施するスタッフは、最低三人は必要です。一人は、ファシリテーター（司会者）、残る二人はコ・ファシリテーター（副司会者）です。二人のコ・ファシリテーターのうちの一人は板書係をします。スマープでは、ワークブックに出てくる「クエスチョン」に対してそれぞれ自分なりの答えを書き込み、順番発表するわけですが、それを参加者全員で共有しやすくするためにも、ホワイトボードへの板書は欠かせません。そしてもうひとりのコ・ファシリテーターは、薬物依存症からの回復者です。私が勤務する国立精神・神経医療研究センター病院では、毎回、同じ東京都多摩地域にある八王子ダルクの職員に来てもらっています。

グループは、途中参加可能なオープン・グループとして運営されます。最初から最後まで同じ固定したメンバーでやるクローズド・グループだと、メンバー同士の交流は深まりますが、治療からドロップアウトした人が出ると、どんどんグループが小さくなってしまいます。また、新たに参加したい人が出てきた際に、「いまのグループが終わるまでは参加は待っていて」といった具合に何ヶ月も待たされると、気が変わってしまい、治療意欲が萎えてしまいます。

この「できるだけ待たせない」という方針が大切です。覚せい剤という薬物はものすごく「効きが早い」薬物です。特に静脈注射で使用すると、気分がすっと切り替わり、不快な気持ちを瞬時にして消してくれます。そのような薬理作用に馴れきってしまった人は、「待つこと」が非常に苦手な性格になってしまっています。ですから、治療のチャンスを逃さないという意味でも、オープン・グループは便利です。

それから、プログラムを一クール修了した後、二クール目、三クール目と続けて参加することもオーケーです。といいますか、患者本人の治療という観点からも、そして、グループの治療的な雰囲気を維持するうえでも続けての参加が重要です。

私たちの厚生労働科学研究班の調査では、なかなか薬物使用がとまらない患者でも、薬物を使いながら九ヶ月以上プログラムに参加し続けることができれば、ほとんどのケースで薬物が止まることがわかっています。九ヶ月というと、一クール半年ですから、大体、二クール目の半分くらいの時期です。その意味で、本人にとって、二クール以上参加することは、治療上、重要な意味があるのです。

それから、治療環境への貢献も見逃せません。というのも、二クール目、三クール目といった長期参加者の多くは、すでに一定期間の断薬を続けており、なかには、すでに自助グループにもつながっている者もおり、スマープに参加して間もないメンバーを励まし、よいアドバイスをしてくれることが多いからです。このような長期参加者は、グループ全体に治療的な雰囲気を作り出すのに貢献してくれます。そのおかげで、少々治療意欲が乏しいメンバーが新規に入ってきても、よい意味でその人を回復の方向へと引っ張ってくれる、という印象があります。

2 ワークブックに込めた思い

†スマープのワークブックの開発

私たちが開発したスマープのワークブックは、国内外の様々なワークブックの内容を盛り込んだ、まさに「ごった煮」的な内容となっています。私が駆け出しの頃に勤務していた依存症専門病院で使っていた、昔ながらの教材の内容も含まれていますし、自分たちがやっている研究の最新知見も含まれています。もちろん、最も参考にしたのは、マトリックス・モデルで用いられているワークブックでしたが、その後、実施するたびに改訂を重ね、いまやマトリックスのワークブックとはずいぶんと異なるものとなっています。

実は、スマープ・プロジェクトを開始する一年前より、自分たちの施設でマトリックス・モデルのワークブックを独自に日本語訳したものを使っていた時期がありました。しかし、米国との文化的事情の違いのせいか、この翻訳版ワークブックには違和感を覚える

表6－1　SMARPP-16ワークブックのトピック

第1回	なぜアルコールや薬物をやめなきゃいけないの？	第9回	マリファナはタバコより安全？
第2回	引き金と欲求	第10回	回復のために――信頼、正直さ、仲間
第3回	精神障害とアルコール・薬物乱用	第11回	アルコールを止めるための三本柱
第4回	アルコール・薬物のある生活からの回復段階	第12回	再発を防ぐには
第5回	あなたのまわりにある引き金について	第13回	再発の正当化
第6回	あなたのなかにある引き金について	第14回	性の問題と休日の過ごし方
第7回	生活のスケジュールを立ててみよう	第15回	「強くなるより賢くなれ」
第8回	合法ドラッグとしてのアルコール	第16回	あなたの再発・再使用のサイクルは？

箇所が多かったのです。また、アルコール・薬物の使用がもたらす健康被害に関する情報が少なく、疾病教育的な部分が弱いと感じていました。

そこで、私たちはそのワークブックを大胆に改訂することにしたわけです。具体的にいうと、ワークブックの中核部分は、マトリックス・モデルと同様、薬物欲求が生じるメカニズムや再使用に至るパターンの分析から構成されていますが（くわしくは後述します）、その他に、女性の薬物依存症患者にしばしば合併している摂食障害に関するトピックや、アルコール・薬物による心身に対する健康被害に関するトピックを追加しました。参考までに、ワークブックでとりあげたトピックの一例（一クール一六セッション用のもの）を、

表6-1に示しておきます。

それから、もう一つ意識的に心がけたことがあります。それは、ワークブックの文章量を少し多めにしたことです。通常、こうした治療に用いるワークブックは、知的機能や認知機能にハンディキャップを抱える患者にもむずかしいという印象を与えないように、極力文字数を減らし、イラストを多くします。

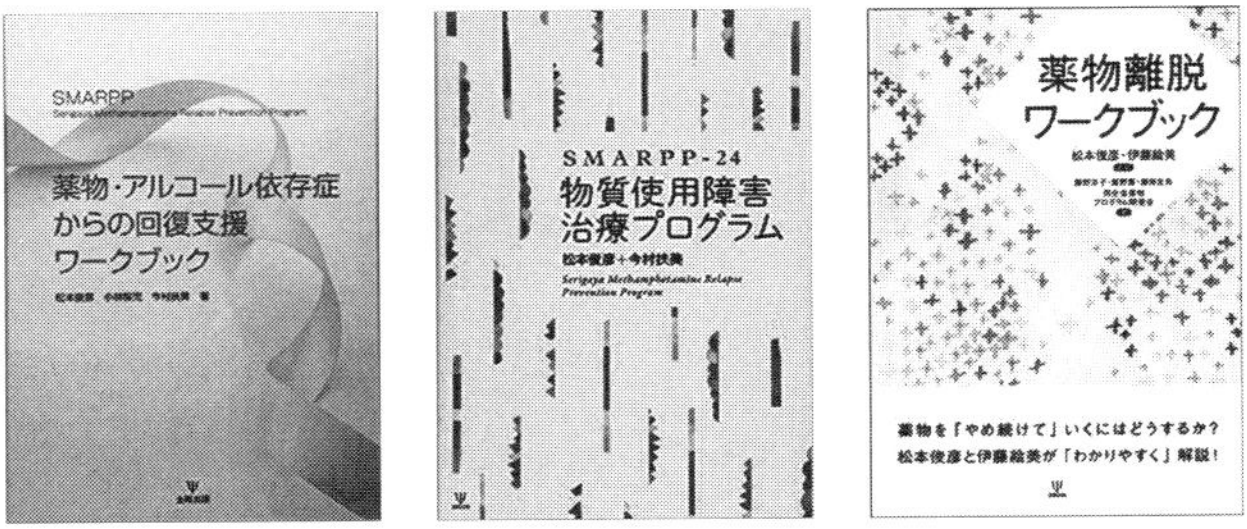

図6－1　市販されているスマープのワークブック

しかし、私たちは極端に文字を減らしすぎないようにし、その代わりに漢字に「ふりがな」をつけました。なぜそうしたかというと、実は依存症の臨床経験の少ない援助者が文章の少ないワークブックでグループセッションを行うと、たくさんの予習が必要になります。そうしないと、ワークブックに書かれていない大事な内容を話せないからです。

私たちとしては、むしろ依存症臨床経験の乏しい援助者でも、患者と一緒にワークブックを読み合わせることで、それなりにグループセッションのファシリテーターが務まるようにしたいと考えました。つまり、ワークブックの記述自体にファシリテーターの台本としての機能を持たせること、さらにいえば、治療の最高点を高めるよりも最低点を高めることを目指したのです。その結果、スマープのワークブックは、患者に伝えたい情報が盛り込まれたリーディング・テキストのような体裁となり、自習用の教材としても活用できるものとなりました。

現在、スマープのワークブックは三種類のものが市販されています(図6-1)。第一に、二八セッション版の「薬物・アルコール依存症からの回復支援ワークブック」(松本・小林・今村著、二〇一一)、第二に、二四セッション版の「SMARPP-24 物質使用障害治療プログラム」(松本・今村著、二〇一五)、そして最後に、伊藤絵美先生のスキーマ療法との二部構成となっている一二セッション版の「薬物離脱ワークブック」(松本・伊藤監修、藤野・鷲野・藤掛著、二〇一七)です。

†トピック①「強くなるより賢くなれ」

さて、概説的な話はこのくらいにして、スマープのワークブックのトピックをいくつか取り上げ、スマープの基本的なコンセプトについて説明したいと思います。

まず断言しておきたいのは、スマープは、決して薬物の欲求に負けない強い意志を作るプログラムではない、ということです。もっといえば、依存症の治療において、「欲求に負けない強い自分を作る」という発想はとても危険です。

そもそも、アルコールであれ薬物であれ、依存症患者は「強さ」に憧れています。少なくない依存症患者が、心の傷つきや落ち込みを隠し、誰にも愚痴をこぼさずに踏ん張り、外見上の「強さ」を維持するために、いいかえれば、自分の心や感情をコントロールするために、アルコールや薬物を使ってきました。しかし、ふと気づくと、逆に自分がアルコールや薬物にコントロールされてしまっている――それが依存症という事態です。しかし、彼らはなかなかその事実を受け入れられずに、アルコールや薬物を何とかして自分の意志のコントロール下に置き、「強い自分」になろうと試みています。

こうした動きに拍車をかけるのが、彼らの身近にいる家族や恋人、友人、同僚といった人たちです。彼らは、アルコールや薬物で何度となく失敗をくりかえしている本人を叱責し、「しっかりしろ」「もっと意志を強く持て」「強い性格になれ」などと激励するわけです。それがますます本人の「強さ」への憧憬を加速させます（ちなみに、芸能人や著名人がアルコールや薬物絡みで何か問題を起こすたびに、テレビのコメンテーターが「強い意志を持って……」とか、「甘えを捨てて」などとしたり顔して話していますが、そういったことも、本人に好ましくない影響を与えている気がします）。

だからこそ、アルコール依存症患者はわざわざ飲み会に出かけ、「今日は最初から最後までウーロン茶ですごす」などと息巻き、自分の強さを試そうとするのです。しかしその結果、ウーロン茶は途中でいつの間にかウーロン・ハイに変わってしまって、友人たちに支えられ、泥酔状態で帰宅するはめになります。あるいは、薬物依存症患者はしばしば、「シャブ（覚せい剤の俗称）購入サイトのパトロールですよ」など冗談めかして、わざわざスマートフォンで薬物購入サイトに赴いては、そこで寸止めして購入しないというチャレンジをくりかえし、自分の「強さ」を試します。しかし、たとえそのときには覚せい剤を購入しなかったとしても、そのようなチャレンジの直後から、徐々に頭のなかで覚せい剤のことを考える時間が増えていき、大抵は、一、二週間の後に再使用してしまうのです。

最近わが国では、覚せい剤使用時に用いていたのと酷似するおもちゃの注射器を使って、それを自分の腕に当てるという練習をくりかえす治療法が、一部の援助者のあいだで話題になっています。これは、薬物の欲求を刺激する物や状況にあえて自分を曝露し、頭のなかで「注射器→覚せい剤の快感」というつながりを切り離し、薬物に負けない強い自分を作る方法です。

実は、かつて海外でもこの治療法（刺激曝露《ばくろ》療法 cue exposure therapy）が試された時代がありました。しかしその後の研究で、この治療法を受けた薬物依存症患者は、従来の治療を受けた患者に比べて、治療経過中の薬物再使用が多く、治療からのドロップアウトする者の割合が高いことが明らかになり、海外ではもうほとんど行われなくなりました。実際、この治療を受けた患者は、妙に自信を深めてしまい、治療終了後に昔のクスリ仲間に会いにいったり、薬物の誘惑の多い歓楽街に出かけたりするなど、再使用リスクの高い行動をとりやすいことが指摘されています。なかにはこうした治療法が合う人もいるとは思いますが、専門家のあいだでは「危険な治療法」と見なされていることは指摘しておきたいと思います。

スマープが目指しているのは、そのような治療法とは正反対のものです。私たちは、プログラム中の様々な機会を捉えて、「回復には強さはいらない。弱さは決して恥ずかしいことではない。自分の弱い点を熟知し、危険な状況をうまく避け、弱さを補う賢さにこそ価値がある」と伝えています。これを短い標語にすると、こうなります。

「強くなるより賢くなれ」

✝トピック②トリガーの同定

脳の報酬系のなかである薬物に対する精神依存が成立すると、今度は、薬物使用を思い起こさせる物や人、状況に遭遇したりするだけで、薬物の欲求が高まったり、まるで薬物を使ったときのような身体の変化（頻脈、血圧上昇、発汗、腸の蠕動亢進・便意）を生じたりします。

このような変化を引き起こす刺激のことを「トリガー」（引き金）といいます。トリガーには自分の周囲にある「外的トリガー」と、感情や体調といった自分の内側にある「内的トリガー」の二種類があります。

たとえば、売人やクスリ仲間といった「人」と街中でたまたま遭遇したとき、あるいは、かつて覚せい剤を使っていた繁華街やクラブといった「場所」に行ったとき、週末の夜や給料日、家族のいない一人の日、多忙な仕事が一段落ついてできた暇な時間といった「状況」によって、薬物の欲求が刺激されることがあります。覚せい剤依存症患者によく見られる外的トリガーとしては、五〇〇ミリリットルのペットボトルのミネラルウォーター（外出時にいつも携行し、出先で覚せい剤を使うとき、この水で粉末を溶かす）といった物や、デパートの清潔な障害者用トイレ（洗面台があり、薬物使用に適している）といった場所がありります。

それから、内的トリガーとしては、怒りや恥の感情、罪悪感、あるいは、ワクワクした楽しい気分があります。多くの患者にとって、怒りや恥の感情のようなネガティブな感情の内的トリガーを同定するのは、かなり難易度の高いことです。というのも、進行した薬物依存症の人は、こうしたネガティブな感情を意識のなかで自覚する前に、その予兆の段階で、薬物を使用し、いわば「心に蓋」をしてしまっているからです。ですから、プログラムに一クール参加したときには気づけない人も多く、二クール目以降になって気がつくという人が少なくない気がします。

特にそのように「蓋」をされる感情としては、怒りに注意する必要があります。その怒りの対象が、自分が世話になっている人、散々迷惑をかけてきた人（たとえば親や配偶者）の場合には、怒りを抱くこと自体が「いけないこと」として罪悪感を刺激しますので、厳重に「蓋」をされているように思います。

その意味では、あらかじめ「怒りの感情には注意」と心に留めておくのも悪くない方法でしょう。昔からよく知られているアルコール・薬物依存症の人の内的トリガーとしては、「H.A.L.T.」（「止まれ！」という意味の動詞）があります。これは、「Hungry 空腹」「Angry 怒り」「Lonely 孤独」「Tired 疲労」という、アルコール・薬物の欲求が高まる内的状態を意味し、昔から自助グループでは、これらの状況には慎重に対処するようにいわれてきました（なかには、「H」として「Hungry 空腹」よりも「Happy 楽しいとき」の方が当てはまるという人もいます）。この「H.A.L.T.」においても、特に「怒り」は断薬の維持を脅かす感情として重視されています。

また、アルコールの影響にも注目する必要があります。飲み方にまったく問題ない人でも、アルコールを摂取し、「ほろ酔い」状態になったときのリラックス感や解放感がトリガーとなって薬物欲求が高まる、という人は少なくありません。海外の研究でも、しばらく断薬していた覚せい剤やコカインの依存症患者が薬物を再使用する状況として、アルコール酩酊下が多いことが指摘されています。

それから、女性の覚せい剤依存症患者のなかには、体重増加という身体の変化がトリガーとなる人もいます。特に体重をコントロールする目的で覚せい剤を用いていた人の場合、覚せい剤をやめて体重が増えてくると、「あれを使えば簡単にやせられるのに」という考えが浮かんできて、覚せい剤の欲求が強まってくるようです。

なかには、複数のトリガーの組み合わせが渇望を刺激する場合もあります。たとえば、単に「給料日の夜」(外的トリガー)だけならば、薬物を購入しようという気持ちにならないのに、これに「孤独感」や「疲労感」(内的トリガー)が組み合わさると、ほぼ確実に薬物を使ってしまう、というパターンはほとんどの患者で見られます。

スマープのプログラムのなかでは、こうした自分なりのトリガーについてそれぞれの経験をもとに、グループで話し合います。一人で考えていると、自分のトリガーが何であったか意外に忘れていて思い出せないものです。特に刑務所から出てきたばかりの患者は、刑務所という絶対に薬物を使えず、薬物の欲求も生じにくい環境にいるうちに、すっかり自分のトリガーのことを忘れています。

しかし、他のメンバーの発言を聞いているうちに、「あ、自分もそうだった」と思い至ることが少なくありません。そうした場合、私たちは、そのような他人の発言もワークブックに書き込むこと——つまり、カンニングです——を奨励しています。だからこそ、プログラムでのカンニングを推奨するために、私たちは必ずプログラムではホワイトボードを用意し、参加者が他の人の発言を共有するようにしているわけです。

†トピック③トリガーへの対処

トリガーに遭遇したときに大切なのは、すぐに気持ちをそこから逸らすことです。たとえば、こういうケースがあります。

——ある日、たまたま昔のクスリ仲間から電話があり、「いいネタ（薬物）がある」といわれた。そのときには「いらない」といってすぐに電話を切ったが、その後、もったいないことをしたような気持ちをずっと引きずり、「もう昔の自分には戻りたくない」「でも、一回だけなら大丈夫ではないか」と葛藤した末、翌日に自分からその仲間に電話をかけて、自分から薬物を求めてしまった……。

クスリ仲間からの電話という外的トリガーに遭遇したときには、まずは深呼吸をしたり、手首にはめた輪ゴムを弾いたりして、我に返ることです。そのうえで、明日の予定を確認したり、裏切りたくない大切な人の写真を眺めたり、スマープのワークブックを読み返したり、NAのミーティングに顔を出したりします。そうすれば、その危険な状況から気持ちを逸らすことができる可能性があります。

一方、そうした対処をとらずに、頭のなかであれこれ思い悩むという反応をするのは、非常に危険です。刺激された欲求はまるで、雪の坂道を転げ落ちる雪玉のように、転がるたびにどんどん大きくなってしまいます。同時に、雪玉の転がる速度も増してしまい、自分の意志ではどうにも手に負えない、巨大な欲求になってしまうわけです。

同様の葛藤は、実は、依存症ではない一般の人たちもよく経験しています。たとえばみなさんの多くは、夕食をきちんと食べたにもかかわらず、深夜に不意にインスタントラーメンを食べたくなってしまった、という経験があるはずです。そんなとき頭のなかで葛藤するものです。悪魔的なもう一人の自分が、「今日の夕食少なかったよね」とか、「明日の朝食抜けば平気じゃない」とささやくわけです。

そんな風に葛藤し、あれこれ悩んでいると、最終的には、今夜ラーメンを食べてよい理由を探し出し、ラーメンを食べてしまうでしょう。それよりも、ラーメンが頭に思い浮かんだら、考えるのを一旦停止し、すぐさま洗面所にいって丁寧に歯を磨いた方が賢いでしょう。そうすれば、その後で新たな何かを食べるのがもったいなくなります。そのタイミングでベッドに潜り込んでとにかく寝てしまえば、少なくともその夜はラーメンを食べずにすむ可能性が高くなります。

断薬の初期には、このような工夫を試行錯誤しながら、「今日一日だけ薬物を使わない」という日をつみかさねていくことが大切です。

プログラムでは、トリガーへの対処法についても意見や知恵を出し合います。他の人の場合には失敗した対処法であったとしても、別の人には再使用を回避する方法として有効なこともあります。そこで、やはりここでもカンニングが奨励されるわけです。なかなか妙案が浮かばない場合には、回復者のコ・ファシリテーターが、自分がうまく対処できた経験からアイデアを提案することもあります。このようにしてトリガーに対処するための武器と知恵を修得し、「賢くなる」ことが、断薬を維持するうえで大切です。

†トピック④依存症的行動と依存症的思考

薬物の再使用には一種の前兆のようなものがあります。人によって異なりますが、たとえば浪費の激化、時間にルーズになること、夜更かしや朝寝坊、公共料金の支払いの遅れ、大切な人への嘘や約束のすっぽかし、特定のパートナー以外とのセックス、強迫的な性行動（例：頻繁かつ時間を費やす自慰行為、あるいは、風俗産業の利用）などが、薬物再使用の数週間前に見られることがあります。

こうした行動のうち、かつて薬物を使用していた時期によく見られた行動パターンのことを、スマープのなかでは依存症的行動と呼んでいます。依存症的行動は、薬物は使っていないものの、それ以外の生活習慣や行動だけが、かつて薬物を使っていたときの状態に戻っていることを示し、再使用の前兆として注意する必要があります。

行動だけではありません。物の考え方や感じ方にもしばしば変化が生じています。断薬を決意したときの、「一からやり直そう」「周囲に迷惑をかけて申し訳なかった」という初心が忘れられ、生活態度から謙虚さが失われる人もいます。「どうしてみんな自分のことをわかってくれないのか」「誰も信じられない」と、被害的かつ他罰的な思考パターンに陥り、自分中心のものの考え方をするようになる人もいます。

依存症的行動は、自助グループにおいて、「しらふの酔っ払い」（dry drunk）として語り継がれてきたものとほとんど一緒です。同じ文脈で、アルコール依存症支援者のあいだでは、古くより「依存症者は再飲酒の前に再発している」といった表現が用いられることもありました。「しらふの酔っ払い」も「再発」も、ともに「まだ飲酒はしていないけど、行動パターンや思考パターンがかつて飲んだくれていた時期とそっくりになっている」状態を意味する言葉です。なかには、しらふのはずなのに、なぜか酩酊口調になってしまう人もいます。AAのような自助グループでは、これまでの相互支援の経験から、こうした状態にある人は再飲酒の危機が迫っている、という知恵が共有されています。

長期の断薬状態を維持するためには、自分自身の依存症的行動をしっかりと同定しておくことが必要です。一般に断薬期間が延びてくると、かつてはトリガーとして薬物の欲求と密接に関係していた現象が次第にその生々しさを失い、さほど危険なものではなくなる傾向があります。しかし、依存症的行動が出始めると、再びトリガーとして薬物の欲求を刺激する力を取り戻し、断薬維持を脅やかす危険なものとなっていきます。

一例を挙げましょう。ある男性の覚せい剤依存症患者は一年間断薬を続けていますが、その努力を周囲がなかなか認めてくれず、妻や子どもは何かにつけて「また薬物を使っているじゃないか」と疑いの目を向けてきます。それで家庭のなかで孤立感とさびしさを覚えるようになりました。

この患者は、さびしさを感じると、強迫的な性的行動に走る傾向がありました。大抵は、インターネット上のアダルトサイトで動画を眺めて頻繁に自慰をする程度なのですが、あるとき、好奇心からSNSの出会い系サイトでセックスのパートナーを探し求めるという行動をとったのです。そして、そのサイトでのチャット相手の女性が、「ネタ（覚せい剤）持っています。一緒にやりませんか」といってきたときに、突然、抵抗しがたい、強烈な薬物への欲求を自覚したのでした。

つまり、この患者の場合、アダルトサイトを閲覧したり強迫的な性行動に走ったりすることが重要な依存症的行動となっているわけです。わが国では覚せい剤はしばしば「セックス・ドラッグ」（性感を高めるためにセックスする際に用いる薬物）として使用されていますが、異性愛の男性では、配偶者やステディなパートナー以外とのセックスで用いられる場合がほとんどです。そのような人の場合、「街行く女性が何となくきれいに見える」「女性の胸や尻が気になってしかたない」「パートナー以外の女性と親密な時間をすごす」といったことが、注意すべき依存症的行動となっていることもあります。

依存症的行動が出現し、トリガーが再び生々しい刺激力を取り戻してくると、次に注意すべきなのは、「依存症的思考」です。これは、「薬物の再使用を容認する考え方」を意味します。典型的なものとして、「これだけやめていたのだから、たまの一回くらいは平気だろう」「これが最後の一発だ」「バレなきゃいいだろ」「他の奴もたまには使っている」「いつでもやめられるから少しくらいは大丈夫だ」「やめたって何もよいことはなかった」といったものがあります。

もう少し複雑な依存症的思考としては、失恋や友人の裏切り、自身の病気の発覚、大切な人の死など、非常にショッキングな、それこそ破局的な出来事に遭遇した際に出現するものがあります。たとえば、「こんなショックなことがあったんだから使わないではいられない」「私が悪いんじゃない。使うのは、私を裏切ったあいつのせいだ」といった思考で、これは再使用を許容する考えとして注意する必要があります。いうまでもなく、そうした破局的な事態で薬物を使っても、何ひとつ建設的な解決にはいたりません。

依存症的思考は、正当な理由がないのに治療プログラムをサボったり、やめたりする口実として現われることもあります。代表的なものとしては、「プログラムに行くのは時間の無駄」「プログラムに参加すると、かえってクスリを使いたくなる」「嫌な奴がいるから行きたくない」「今日だけプログラムを休んで、来週はきちんと出席するようにしよう」といったものがあります。

†トピック⑤スケジュールを立てる

断薬を維持するためには、計画的な生活を送ることが大切です。というのも、薬物を使っている時期には、往々にして不規則で、行き当たりばったりの生活となっていて、無計画な生活をすること自体が依存症的行動となっていることが少なくないからです。

一週間のはじめには、ざっくりとその週の計画を定め、一日のはじめの朝のうちに、その日一日の計画を、その日の二四時間の時間割がついた手帳に書き込んでおく必要があります。アルコールや薬物の影響のない頭で立てる計画は、大抵の場合、トリガーや依存症的行動を避けた、健康的なものとなるはずです。

もしかすると、その週やその日には、ひとりぼっちの週末や給料日といった、どうにも避けようのないトリガーがあるかもしれません。その場合、たとえば給料日の夜に薬物使用を避けるために、家族や、薬物を使わない友人と一緒に食事をする予定を入れておくなどといった対処が考えられるでしょう。

その日の計画を立てる際には、午後の時間帯すべてを「自由時間」などとするような、具体性のない書き方は好ましくありません。その時間帯に、思わぬ危険な行動が入り込む余地ができてしまうからです。かといって、あまりにもタイトな計画や実行可能性の低い計画を立てるのも問題です。それでは、計画自体が形骸化したものとなってしまいます。

スマープのプログラムでは、セッションの終わりに、次のセッションまでの一週間のおよその計画を立てることを奨励しています。原則として、トリガーや依存症的行動を避けた計画を勧めていますが、どうしても避けられないトリガーがあれば、それを安全にやり過ごす計画を考えてもらいます。そのようにトリガーに拮抗するもののことを、「自分が欲求に流されてしまいそうになるのを止めてくれる錘《おもり》」という意味で、「アンカー」（錨《いかり》）といいます。

いつもスマープ参加者に伝えているのは、つぎのようなことです。「毎日一日の始まりにはその日の日課を確定し、できる日課に沿った行動を心がけましょう。そして、もしもあなたが予定外の行動をとりたい気持ちになったときは要注意です。その場合、そうした行動が依存症的行動である可能性がないかどうか、自分のなかに依存症的思考が生じていないかどうか、吟味してみましょう」

†トピック⑥回復プロセスに関するオリエンテーション

薬物をやめ始めたばかりの患者にとって、薬物の欲求はたえず意識の前景にあり、気を許すとそこに吸い込まれそうな生々しさがあります。そのなかで薬物をやめ続けるのは緊張を伴うとともに、とても不安なことです。この欲求ははたしていつまで続くのか、何年断薬してもずっと薬物の欲求を意識したままの状態なのかと悩む人も少なくありません。なかには、「こんなに意識するくらいならば、いっそ悩まずに薬物を使った方がスッキリして楽なのではないか」と考える人もいます。私たちが、回復プロセスのオリエンテーションをするのは、患者が長期におよぶ断薬を維持するうえでそれが大切であると考えているからです。回復のプロセスについては、プログラムのなかでも必ず取り扱うようにしています。

回復のプロセスには独特の波があります。意外に思うかもしれませんが、断薬を始めた最初の三ヶ月くらいは、予想外に楽にやり過ごせることが多いように思います。やっと薬物を断つことができた喜びや、薬物をやめ続けている自信が、患者を元気づけます。私たちはこの時期のことを、「ハネムーン期」と呼んでいます。この時期は比較的活動性が高いので、新しい行動に挑戦するには適しています。ですので、後にやってくる困難な時期に断薬を維持できるように、スマープ以外の社会資源――自助グループやダルクなどの民間回復施設――にもつながっておくことを強く勧めています。

しかし、このハネムーン期はいつまでも続きません。個人差はありますが、断薬を開始してから三ヶ月から半年くらいを経過してくると、気分の落ち込みや意欲の減退、自信喪失や不安、苛立ち、さらには周囲に対する嫉妬や羨望、あるいは怒りといった感情に襲われます。これは、断薬を続けることで周囲の状況がある程度はっきり見えてきたことや、それまでそれこそ「腫れ物に触るように」対応してきた周囲の人間が、患者自身の断薬継続に安心して、ごくふつうの対応に戻ることが関係しています。その結果、患者は、それまで薬物によって対処してきた感情や、薬物に耽溺することで目を背けてきた現実的な問題と直面することになります。この時期のことを私たちは、「壁期《かべき》」と呼んでいます。壁期に入った患者は、薬物をやめ続けていることのメリットに対して疑問を生じやすくなっていて、依存症的行動や依存症的思考が出現しやすい状態にあります。つまり、薬物再使用の危機が高まる時期なのです。だからこそ、この時期に備えてハネムーン期のうちに自助グループや民間回復施設につながっておき、スマープ以外にも自分をサポートしてくれる社会資源を増やしておくことが大切なのです。

どんなに長いトンネルにも必ず出口があるように、この壁期にも終わりがあります。やはり個人差はありますが、断薬を開始して九ヶ月から一年ほど経過した頃を境に、少しずつ楽になっていきます。壁期の過ごし方として理想なのは、自分のことを理解し、頭ごなしにダメ出ししない人と多くの時間を過すことです。身近にそうした人がいればよいのですが、いない人の場合には自助グループに参加すると、そのような人に出会える可能性が高いと思います。

壁期を抜けると、回復期あるいは安定期と呼ばれる段階に入ります。就労や職場復帰を考えるならば、この時期に入ってからだと成功する可能性が比較的高くなります。

ただし、就労にあたっては二つの注意点が必要です。一つは、どうやってセルフケアの時間を確保するかです。仕事などの社会的活動が多くなると、当然ストレスや、それに呼応して薬物欲求が高まります。その仕事をしていてはたしてスマープに参加する時間を確保できるのか、もしもできないとしたら、夜に開催されているNAのミーティングに参加するなどの代替策はとれるのか、といったことを検討する必要があります。

もう一つは、あまりハードでない仕事から始めることです。「H.A.L.T.」の「T」(Tired)でもわかるように、仕事による疲労はそれ自体が再使用のトリガーです。自分ではさして疲れを意識していない場合でも、週末や休日の前日には注意が必要です。人は誰でも一週間仕事を頑張った後には、自分にご褒美をあげたくなります。そのご褒美がおいしい食事とかならばよいのですが、回復途上の依存症者の場合、どうしても「ご褒美→薬物」というつながりがつい反射的に思い浮かんでしまうものなのです。

また、前にも触れましたが、覚せい剤依存症患者のなかにはもともと「ワーカホリック」(仕事嗜癖《しへき》)の人が少なくありません。仕事で周囲から承認されることに飢えていて、優れた成果を上げるために、覚せい剤を使って自分に鞭を入れて仕事を頑張っていたという人もいます。その意味では、「あれほど頑張れていたのはクスリの効果。いまは前の仕事ぶりを目指さない」という自覚も必要です。

それから、前にも述べましたが、女性の薬物依存症患者では、回復のプロセスで気になるのは体重のことです。薬物をやめ、規則正しい食生活を送るなかで、当然、体重は増加していきます。薬物使用中に一種の飢餓状態にあったことの反動から、栄養分の吸収率が高くなり、なかには薬物使用開始前よりも体重が増えてしまう人もいます。こうした体重増加が、断薬していることのメリットを小さく感じさせ、薬物欲求を刺激するトリガーとなり得ます。

女性の薬物依存症患者のなかには、摂食障害を合併している人が少なくありません。特に覚せい剤依存症の人の場合には、覚せい剤を体重や体型を維持するために使っていた人もいますし、そうでない人も薬物をやめていく過程で体重が増えてくると強い焦りを感じます。

スマープのセッションではこうした問題も取り上げ、回復のプロセスと体重との関係を説明するようにしています。まず、断薬を開始した最初の一年間は体重が増えるのはしかたないことで、この時期に無理なダイエットを試みると、そのストレスで薬物再使用のリスクが高まること、そして、断薬開始から一年を経過して壁期を超えて安定期に入ると、しかるべき健康的な体重に落ち着くことが多いことを伝えます。そのような説明は、断薬維持だけでなく、治療の継続にも役立ちます。

食事の方法についても具体的な提案をします。ダイエットをすると身体が飢餓状態と認識して栄養分の吸収率が高くなってしまい、わずかな過食でも体重が増加してしまう傾向にあることを伝えます。また、過食と嘔吐・下剤乱用がある患者には、次のように伝えることにしています。

「薬物依存症と摂食障害を同時に克服するのはむずかしい。欲張ると両方失敗する。まずは薬物依存症の克服に集中すること。摂食障害については、ひとまず嘔吐と下剤乱用だけをやめ、過食については許してあげること。三度の食事を規則正しく食べ、そのうえで過食したくなったら我慢せずに食べたらよい。三食とっていると、食べたわりには太らない。絶食しているときの過食が、体重には一番ダメージが大きい」

†トピック⑦信頼と正直さ

断薬を試み始めた患者が診察室でよく嘆くことがあります。それはたとえば、「頑張って治療プログラムに参加しているのに、家族がなかなか信じてくれない。家族とのやりとりでちょっとキレただけでも、「なんだ、その態度は？　さてはまたクスリを使っているな」といわれる」「家族と一緒に食事しているときに、目の前の母親がじっと俺の顔を見ていた。どうも瞳孔が開いていないかどうかを見ているらしい。正直がっくりきた」「家のなかで家族とすれ違うたびに、みんなが鼻をすするのがわかる。自分から大麻の匂いがしてないか確認しているんだと思う」といった感じです。

患者が嘆く気持ちは理解できます。しかし一般的にいえば、薬物依存症患者本人の回復に比べると、家族の心の傷の方が回復ははるかに時間がかかるものなのです。ですから私たちは、プログラムのなかで次のように伝えるようにしています。

「薬物依存症からの回復は一度にすべてというわけにはいかない。回復には順序がある。薬物をやめてすぐに回復するのはまず「身体」。薬物使用で疲弊しきった身体や内臓はすぐによくなる。次に回復するのは「脳」。薬物の影響で出ていた幻覚や妄想、勘ぐり（被害念慮）、それから不眠や悪夢といった症状は数ヶ月以内に回復する。その次に回復するのが「心」。薬物を使っていたときにはどうしても自己中心的な物の考え方になってしまっていて、その癖から抜け出すのには時間がかかる。断薬して一年から二年は必要だ。そして最後に回復するのが「関係性」。つまり、人との信頼関係。ここまで来るのには、大体三年くらい必要だ。時間はかかるが、でも必ず回復するから、いまは家族から嫌味をいわれても気にしないようにして、回復のためのプログラムを頑張ろう」

もう一つ、プログラムで強調しているのは、「正直さ」です。薬物を使用しているとどうしても周囲に対して嘘をつくことが多くなります。したがって、「嘘をつくこと」自体が依存症的行動であり、薬物再使用のリスクを高めます。断薬を維持するためには、「正直に生きること」はとても重要な生活態度となります。

とはいえ、誰に対しても正直になるのは危険です。たとえば、就職の面接で「自分は覚せい剤依存症で、いまはやめて半年だ」と正直に話せば、せっかく決まりかけた仕事もダメになってしまうでしょう。また、同じようなことを近所の人たちに伝えれば、残念ながらわが国ではまちがいなく悪い噂が立ち、地域で孤立してしまうはずです。

大事なのは、誰に対しても正直になることではありません。プログラムのなかで伝えているのは、「この人の前では完全に正直でいたい」という人が、少なくとも一人は必ずいるとよい、ということです。そしてその一人は、安心して「クスリをやりたい」「クスリをやってしまった」「クスリをやめられない」といえる人、正直にそういっても悲しげな顔もせず、また不機嫌にもならない安全な人であることです。そういった人は、担当医でもスマープのスタッフや他のメンバーでも、あるいは自助グループの仲間でもよく、数が多ければ多いほどよい――そんな風に伝えています。

†トピック⑧自分を傷つける関係性

これまでも述べてきたように、薬物依存症の人は他人に多くの嘘をつき、周囲の人を騙しますが、最も多くの嘘をつき騙しているのは、何といっても自分自身に対してです。それは、本当は「もうヤバい」と感じているはずなのに、「俺はまだまだ大丈夫」「先月は一回もクスリを使わなかったから依存症ではない」といった事態の過小視、すなわち否認というかたちで現われることもありますし、もう何十回もそういって絶対に最後にはなりっこないのに、「今度こそこれが最後の一発」と自分にするいいわけ、つまり依存症的思考というかたちで現われることもあります。

しかし薬物依存症の人は、心のもっと深いところでも自分に嘘をつき、騙しています。それは、本当は深く傷つき、あるいは怒りの感情を覚えているはずなのに、その感情に薬物で「蓋」をして、「私は少しも傷ついていない」「俺は少しも怒ってなんかいない」と、あたかも最初からその感情が存在しなかったかのようにふるまう、というタイプの自分に対する嘘です。そして、自分に対する嘘の背景には、しばしば、ネガティブな感情を刺激されながらも、そうやって自分に嘘をつきながら維持している関係性が存在します。

そうした関係性が見られるのは、大抵の場合、自分にとって非常に身近で、生きるうえで頼っていて、もしかすると日頃非常に世話になっている人とのものです。もちろん、薬物依存症患者自身も、その人との関係性のなかで、くりかえしダメ出しをされたり、考えや感情を否定・無視されたり、束縛されたり、支配されたり、考えや価値観を押しつけられたり……というある種の窮屈さをうっすらと自覚してはいます。一緒にいるだけで無力感が強まり、自分のことがますます嫌いになったりしています。しかし結局は、「でも悪いのは自分だから」「散々自分がその人に迷惑をかけてきたから」とネガティブな感情の原因をすべて自分の側で引き受け、感情に「蓋」をしてしまうわけです。

断薬を継続するうえでこうした関係性には十分に注意を払う必要があります。私たちはそうした関係性を、「自分を傷つける関係性」と呼び、やはりスマープのセッションのなかで取り上げています。こうした関係性から逃げ出すことが、安定した断薬に役立つことがあります。

しかし、なかには現在の治療環境を維持するうえで、その関係性からただちに離れるのが得策ではない場合もあるでしょう。そのような場合には、その関係性一本だけに依存しないようにすることを助言しています。医療機関のスタッフや自助グループの仲間、あるいは民間回復施設のスタッフと、複数の場所に「正直になれる、安心・安全な場」を作り、複数の人に依存することが、自分の「正気」を保つのに役立ちます。

3　実施にあたって心がけていること

以上、ワークブックのトピックのうち基本的なものをとりあげ、プログラムの基本コンセプトを説明させていただきました。

しかし、くれぐれも誤解しないでほしいのは、スマープ＝ワークブックではありません。実際、あのワークブックは既存の様々な依存症治療のためのワークブックのコンテンツの寄せ集め的な部分が大きいですし、これまでも同様のワークブックは国内にも存在しました。大事なことは、そうしたワークブックを用いたグループ療法を、どのような心構えで提供するのかです。

ここからは、そのような、ワークブックのコンテンツにはないけれども、私たちが大切にしている心構えについてお話しします。

スマープセッションの実施にあたって、私たちがいつも心がけていることとして、以下の四つがあります。

†報酬を与える

第一に心がけているのは、報酬を与えることです。

人の行動を変える方法としては、古くから二つの方法が知られています。一つは、望ましくない行動に罰を与える方法であり、そしてもう一つは、望ましい行動に報酬を与える方法です。どちらも一定の効果はありますが、前者の「罰を与える方法」には看過できない問題があります。

まず、外来治療プログラムの場合、治療の中断が起こりやすいということです。そもそも、次のプログラム参加時に嫌な目に遭ったり、屈辱的な体験をさせられたりすることがわかっていながら、わざわざプログラムに参加する人がいるでしょうか。まずいないでしょう。それから、世の中には誰かから叱責されたり、一喝されたりすることで、我に返り、仕事や勉強などのパフォーマンスをあげる人もいるにはいますが、それができるのはすでにたくさんの成功体験を持っていて、「自分はやればできる人間だ」という自信がある人だけです。失敗続きで完全に自信を失っている人は、叱責や一喝で「どうせ俺なんか」と余計に自暴自棄になり、やる気を失ってしまうでしょう。

ですから、私たちは、望ましくない行動に罰を与えるのではなく、望ましい行動に報酬を与えることに多くの努力を注ぐようにしています。もちろん、報酬といっても何も金品を提供するわけではありません。最も大切なことは、プログラムにやってきた患者をつねに「ウェルカム！　よくぞ来てくれました！」といった態度で迎えることです。そのために私たちは、毎回プログラムに参加するだけで、患者にはコーヒーなどの飲み物とちょっとした菓子を用意し、お茶会さながらの和気あいあいとした、楽しい雰囲気のなかでセッションを進めるように心がけています。

また、一週間のふりかえりに用いるカレンダーに貼る、薬物を使わなかった日の青いシールや、毎回のセッション終了後に実施する尿検査で陰性が出た際にも、そのことがわかるスタンプを押します。さらには、プログラムが一クール終了すると、それぞれの出席状況に応じた賞状をわたすようにしています。

たとえ薬物を使ってしまったとしても、歓迎する態度は変わりません。同じ使ったならば病院に来ないよりも来て、正直に「使ってしまった」と報告することの方がはるかにましなのです。大事なことは、薬物を使う／使わないではなく、プログラムからドロップアウトしないことです。私たちは、患者に対して、「何が起ころうとも、一番大切なのはプログラムに戻ってくることである」と伝えたいと考えています。

†安全な場を提供する

心がけていることの二つ目は、セッションの場を患者にとって安全な場にすることです。この「安全」という言葉には二つの意味があります。一つは、セッションに参加することでかえって薬物を使いたくなったり、薬物を入手する機会となったりしないようにすることです。そのために、プログラム参加時には「薬物の持ち込みや譲渡、売買はしない」ことを約束してもらっています。これには、毎回行う尿検査が一定の抑止力になっている面があるかもしれません。それから、「薬物の再使用について正直にいうことは、薬物を使わないことと同じくらいよいことだが、使ったときの様子は詳細に描写しない」というルールも定めています。というのも、注射器を皮膚に刺す場面や薬物摂取した際の感覚を詳細に語ることは、他の参加者の渇望を刺激する可能性があるからです。

もう一つの「安全」の意味は、秘密の保持です。すでに述べたように、患者が薬物の再使用を正直にいった結果、逮捕されたり、家族との関係が悪くなったりするといったことがないように、私たちは尿検査の結果を決して警察に伝えたり、家族に教えたりしないことを約束しています。

さらにいえば、病院のカルテにも尿検査の結果は記載しません。薬物の簡易尿検査は、診療報酬の請求が認められていないことから、現状では、その実施費用は私たちの研究費でまかなっています。ですから、カルテに記載しないことも許容されると考えています。

なぜ尿検査の結果をカルテに残さないのか。それは、患者が薬物問題で逮捕されると、警察や検察からカルテのコピーを提出するように求められますが、その際、カルテに「覚せい剤尿反応（＋）」といった記載があると、患者が法廷で不利な立場に追い込まれる可能性があるからです。もちろん、それで有罪か無罪かが決まることはないでしょうが、万一、有罪となった場合、裁判官に「病院にも薬物を使いながら通院していた。とても悪質である」などと曲解される可能性があります。そうなると、その患者の量刑が重くなる可能性も否定できません。回復のために努力していたことが、本人の不利益になるなど、あってはならないことです。ですから私たちは、尿検査の結果を治療以外の目的には用いないことを約束しています。

それどころか、患者が尿検査で覚せい剤反応が陽性となった場合には、「陽性が出るとわかっていながらプログラムに来た」ということを称賛します。そのうえで、再乱用防止のための方策を一緒に検討することにしています。くどいようですが、依存症から回復するためには、世界で少なくとも一箇所は、正直に「クスリをやりたい／やってしまった／やめられない」といえる場所が必要であり、スマープというプログラムはまさにそのような場所として機能しなければならないのです。

†積極的にコンタクトをとる

心がけていることの三つ目は、プログラムを無断で欠席した患者に対して積極的にコンタクトをとることです。従来、依存症臨床は、「自分の足を使って来るものは拒まない」一方で、「去る者は追わない」というスタンスが原則でした。しかし私たちは、「去ろうとする者を追いかける」ようにしています。

具体的には、セッションの無断キャンセルがあった場合には、あらかじめ本人から同意を得たうえで、メールを送るようにしています。メールを出す際には、当然ながら本人に対して、私たちが待っていること、歓迎するつもりであることが伝わる文面を心がけています。よく研修会などで私は、冗談交じりに、「月末の〆《しめ》が近づいたホストクラブのホストが、常連のお客さんに出す営業メールのイメージ」と説明しています。

つまり、私たちはプログラムの開発にあたって、「水商売」に多くを学んだわけです。なぜそこまでするのかといえば、依存症という病気は本質的に「治りたくない病」であり、依存症患者はあれこれイチャモンをつけて、「隙あらば治療から遠ざかろうとする人たち」なのです。しかし、これまでくりかえし述べてきたように、治療効果を高めるためには、どうしてもプログラムからのドロップアウトを防ぐ必要があります。それには、お客さんを来る気にさせるのが上手な「水商売」の手法がどうしても必要となってきます。

†地域の様々な機関と連携する

最後に心がけているのは、自分たちの施設だけで抱え込まないということです。私たちのプログラムは、所属する国立精神・神経医療研究センター病院で週一回、毎週木曜日に実施しています。しかし、もちろん、すべての薬物依存症患者が週一回だけのプログラムで薬物使用がとまるわけではありません。その場合には、私たちの施設と同じ東京都多摩地域にある東京都立多摩総合精神保健福祉センターで毎週火曜日に開催されている、簡略版スマープのタマープ（TAMARPP; TAMA Relapse Prevention Program）にも参加してもらい、週二回のプログラムとします。それでも薬物がとまらない場合には、ＮＡへの参加や、同じ多摩地域にある八王子ダルクなどの民間回復施設の通所利用を促し、さらにダメであれば、当院への入院やダルク入所などと、段階的に治療の強度を高めていくわけです。

このように複数の機関で患者をサポートすることには大きなメリットがあります。患者は、各機関にサポーターを持つことになり、地域に患者を支えるチームができあがります。そして、何らかのトラブルでどこか一箇所との援助関係が途切れても、他がつながっていれば、患者が地域で孤立することはありません。

4　スマープの効果と意義

†スマープの治療効果に関する研究結果

それでは、スマープにはどれほどの治療効果があるのでしょうか。ここでは私たちが行ってきた研究から見えてきたスマープの効果を紹介したいと思います。

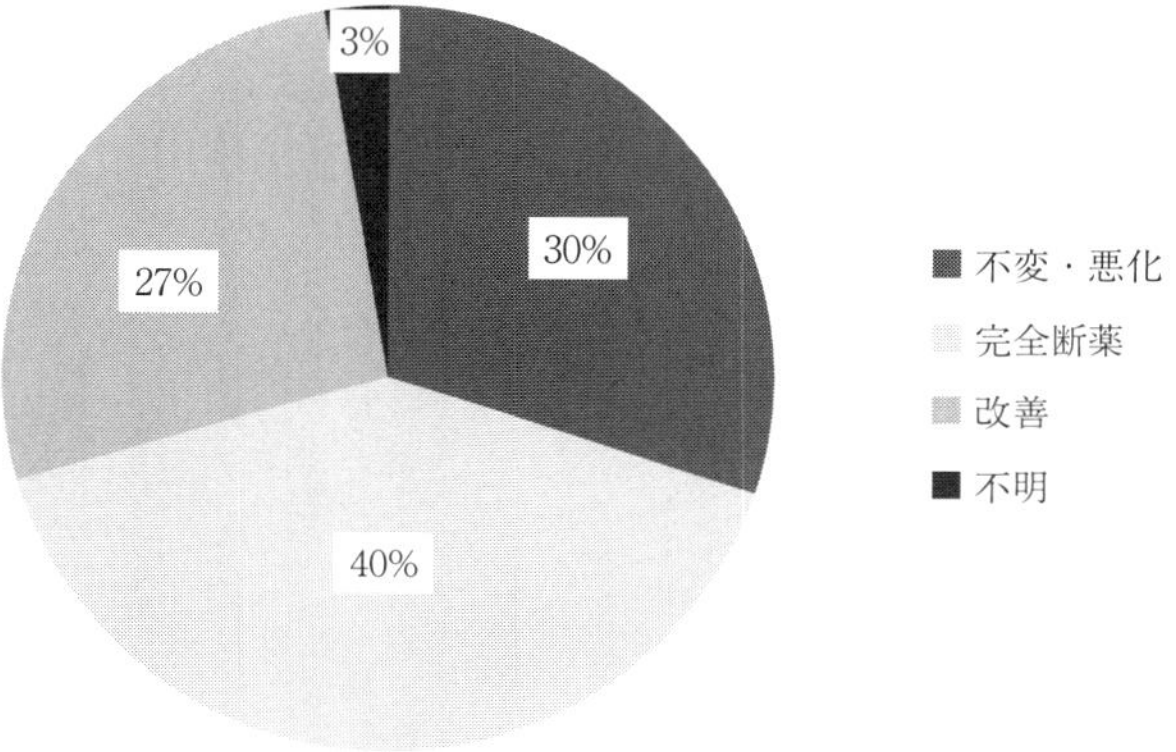

図６－２　スマープに参加した覚せい剤依存症患者におけるプログラム１クール修了１年後の転帰（出典：谷渕由布子・松本俊彦・今村扶美ほか『日本アルコール・薬物医学会雑誌』51巻、38-54頁、2016年）

私たちは、国立精神・神経医療研究センター病院薬物依存症外来に受診し、スマープに一回でも参加した覚せい剤依存症患者を対象として、スマープ一クール（当時は一クール一六セッションで実施）修了後一年を経過した時点で、どのような薬物使用状況にあるのかを調べてみました。その結果、対象とした患者の六七パーセントがスマープ参加時よりも覚せい剤の使用状況（頻度・程度）が改善しており、四〇パーセントが一年間の完全断薬（一回も覚せい剤を使ってない状態）を達成していました。また、この完全断薬を達成するには、スマープの全一六セッションのうち少なくとも七割は参加している必要があり、参加回数が多くなるほど、完全断薬率が高まることがわかりました（図6-2）。

この、「修了後一年間の完全断薬率が四割」という結果をどう評価するかはなかなか難しいところですが、参考となる数字としては、アルコール依存症患者を対象とした三ヶ月間の入院治療プログラムを最後まで終えた患者を対象とした研究が複数あり、いずれも退院後一年間の完全断酒率は三割前後という結果が報告されています。覚せい剤とアルコールという対象物質の違いがあり、単純に比較することはできませんが、スマープの研究では、「一回でも外来セッションに参加した人」を対象としているのに対し、アルコール依存症の研究の方では、「三ヶ月間の入院プログラムを最後まで修了した人」という、かなり強度の高い治療を受けている点には注目する必要があります。もしかすると、スマープは比較的気軽に参加しても、「そこそこの成果」が得られるプログラムなのかもしれません。

もっとも、こうした転帰調査をもって、「だからスマープは治療効果に優れている」などと結論することはできません。というのも、この調査でスマープ修了後一年間の完全断薬を達成した患者のなかには、残念ながら、その後、覚せい剤を再使用し、現在は刑務所服役中の者もいるからです。しかしその一方で、修了後一年経過時点で薬物使用状況がプログラム参加時点よりも悪化した者のなかには、その後、五年間以上の断薬を達成し、現

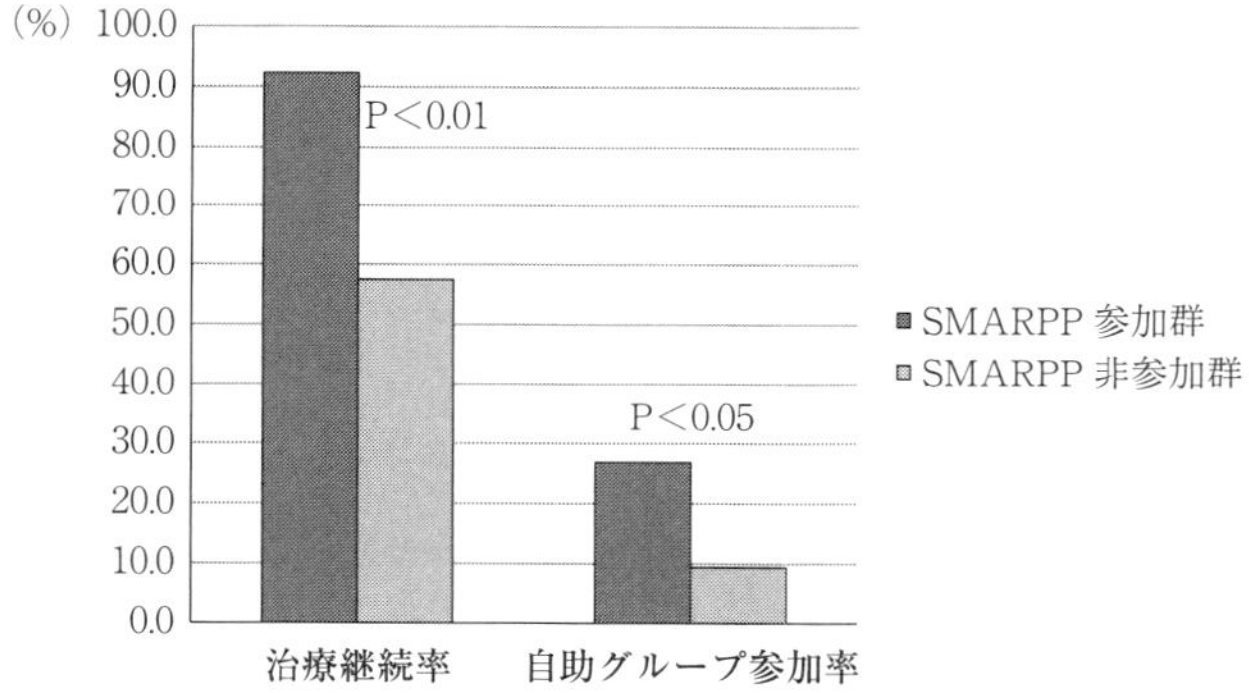

図6－3　国立精神・神経医療研究センター病院薬物依存症専門外来通院患者の初診後3ヶ月時点における治療継続率と自助グループ参加率の比較：SMARPP参加群・非参加群の比較（出典：平成24年度厚労科研松本班報告書）

在は会社勤務を続けながら、NAに参加してセルフケアを継続している人もいます。要するに、薬物依存症という病気は長期にわたって寛解と再発をくりかえす慢性疾患であり、ある治療法の効果を検証する際に、「一年間」という短いスパンで判断すること自体に無理があるのかもしれません。

むしろ私たちが強調したいのは、二〇一〇年から三年間にわたって行った、厚生労働科学研究班「薬物依存症に対する認知行動療法プログラムの開発と効果に関する研究」（研究代表者：松本俊彦）の成果です。

この研究では、国立精神・神経医療研究センター病院薬物依存症外来に初診した薬物依存症患者を、重症度をそろえて「通常治療群」と「スマープ群」とに分けました。前者は、私をはじめとする薬物依存症外来の担当医が、週一回〜隔週一回程度の頻度で、五〜一五分程度の診察をするだけの群であり、後者は、そうした診察に加えて、スマープのグループセッションにも参加した群です。そして、この両群のあいだで、初診後半年間における通院継続率と、自助グループや民間回復施設といった非医療的な社会資源の利用率を比較したわけです。その結果、スマープ群では、通常治療群よりも治療継続率が高く、それに加えて、非医療的な社会資源の利用率が高いことが明らかになったのです（図6-3）。

この研究結果こそ、私たちがまさに目指してきたものです。前にも述べましたが、薬物依存症の治療に関する研究では、どのような治療法を提供するのかではなく、いかなる治療法であるにせよ、治療継続性が高いこと（＝治療からのドロップアウト率が低いこと）、そして、より多くの社会資源を利用することが、長期的な治療成功の決め手になります。そのことは、一、二年という短期間の断薬よりもはるかに大きな意味があるのです。

真の効果はサポーターを増やすこと

ところで、スマープの治療効果に関する私の説明に、少し違和感を覚えた方はいないでしょうか。スマープ参加者の治療継続率が高いのは、ある意味であたりまえのことだからです。なにしろ、私たちは最初からまさにその点を目指して、このプログラムを開発してきたわけですから。

むしろ驚かされるのは、「なぜ他の社会資源の利用率が高くなるのか」という点なのです。私の所属している施設は一応、国立がん研究センターや国立循環器病研究センターなど、国内で六箇所ある国立高度専門医療研究センターの一つです。一応、新たな治療法の開発と先端的医療の提供がミッションの一つとなっているわけです。ですから、薬物依存症外来にやってくる患者の側もある程度はそのことを理解しており、おそらくですが、一般の薬物依存症患者に比べて、治療に関して様々な情報収集をしたうえで、特別なニーズを持って来院する患者が多い印象を受けます。

いや、もっと正直にいいましょう。私たちの薬物依存症外来にやってくる患者やそのご家族のなかには、自助グループや民間回復施設といった、薬物依存症の当事者が提供する支援に偏見を抱いている人が少なくないのです。よく聞かされる話は、「同じヤク中同士、傷をなめ合ったってしょうがない。どうせヤクザ者の集まりだろう。そんなところにいっても、結局は、新しいクスリ仲間を見つけるだけだ」といったものです。かなりひどい誤解をしていますが、残念ながら、それが一般人の感覚なのでしょう。

それなのに、なぜスマープに参加すると、自助グループや民間回復施設につながる人が多くなるのでしょうか。不思議だと思いませんか。

すでに述べたように、スマープのグループセッションでは、コ・ファシリテーター（副司会者）としてダルクの職員、つまり、薬物依存症からの回復者に参加してもらっています。そこで、スマープに参加する患者と交流し、バーベキューパーティやソフトボール大会、サーフィン、スノーボード、あるいはハイキングといった、ダルクのレクリエーション・イベントに誘ってもらっています。不思議なもので、「俺はダルクなんか嫌だ」という患者も、そうした遊びの企画には比較的気軽に応じます。そして、そうしたイベントへの参加を通じて、次第にダルクの職員との心理的な距離が縮まってくるわけです。

そのような関係性ができてくると、たとえば病院の担当スタッフが十分に対応できない、深夜の時間帯や休日に、薬物の欲求が高まり、苦しくなったときに、電話やSNSを介してダルクの職員に連絡をとって相談するようになります。さらに、そうした相談のなかで、ダルクの職員が絶妙なタイミングで、「じゃ、今夜、一緒にNAのミーティングに行こうか」とか、「明日の朝からダルクのミーティングに来てみない」と誘ってくれるわけです。そのようにして、気づくと、いつしか自助グループや民間回復施設の常連メンバーになっている——こういったパターンがしばしば見られます。

実は、ここにこそスマープが持つ最大の治療効果があるのです。くりかえしますが、スマープ＝ワークブックではありませんし、あえて自虐的ないい方をすれば、「トリガーを同定し、対処スキルを修得する」などといった犬の調教まがいの方法で、人の生き方を変えることなどできません。事実、認知行動療法的な内容の依存症治療プログラムによって断酒や断薬を達成した依存症患者の、その後のしらふの生活を詳細に調べてみると、プログラムで修得したはずの対処スキルをほとんど活用していない、というかなりショッキングな報告もあります。このことは、プログラムで伝えられている情報自体によって断酒・断薬治療効果が出ているわけではないことを意味します。

それでは、プログラムの何が効果的なのかといえば、おそらくそれは「人とのつながり」です。プログラムを口実にして、自分の目と耳で現実の薬物依存症の回復者と出会う仕掛けを地域のあちこちに作ること、そして、その機会にじかに回復者や同じ問題意識を持つ仲間とつながって孤独をやわらげ、自分のサポーターを増やすこと。要するに、スマープとは、そのような出会いの場であり、いうなれば、社会資源の情報交差点なのです。

私たち医療者が目指すべきなのは、患者に対して回復者とのリアルな出会いの場、患者が回復者に対して親近感を持つようになる機会を提供することです。もちろん、これまでも私なりには多くの患者に、「自助グループに行きなさい」「ダルクに行った方がいい」と提案してきましたが、それではダメでした。やはりただ口でいうだけでは、なかなかつながらないものです。ポイントは「リアルな出会い」と「人とのつながり」です。

†援助者に対する効果

私は、スマープの恩恵を最も多く授かるのは、実は患者ではなく、援助する側の者、つまり医師、看護師、心理士、精神保健福祉士といった専門職ではないかと考えています。後述するように、いま国内各地の医療機関や保健行政機関でスマープを範とする依存症回復プログラムが展開されていますが、私自身、何よりもうれしいのは、それぞれの施設で半信半疑ながらもプログラムを立ち上げ、薬物依存症を抱えた人の支援をするなかで、援助者の側が元気になっていくこと、そして、これまで抱いていた、薬物依存症患者に対する忌避的な感情や苦手意識がなくなっていくことです。それどころか、「依存症の支援って楽しいですね」という言葉も多数いただいています。

横浜市立大学の高野歩先生が、興味深い研究をしてくれました。それは、ある精神科病院でスマープを導入してもらい、看護スタッフをスマープの運営に関与した群と関与しなかった群に分け、半年の間隔をあけて二回（スマープ立ち上げ時、およびその半年後）、ある自記式アンケートに回答してもらうという研究です。その研究に用いたアンケートとは、「日本語版『看護師の薬物問題に対する意識』質問票」（DDPPQ: Drug and Drug Problems Perception Questionnaire）と呼ばれるもので、薬物依存症に対する医療者の態度と知識を測定する評価尺度です。

その結果は非常に興味深いものでした。スマープの運営に関与した群の看護師は、関与しなかった群に比べて、日本語版DDPPQの得点が有意に高くなっていたのです。このことは、医療機関のなかでスマープを立ち上げることが、医療者が抱いている薬物依存症に対する忌避的感情を緩和し、薬物依存症に関する知識を高めたことを意味します。

言い換えれば、スマープは医療スタッフの教育ツールとしての意義もあるということです。実は、まさにその点こそが狙いでした。前に私は、スマープのワークブックを開発するにあたって、意図的に文章量を多くした話をしたと思います。それは、ファシリテーターを務めるスタッフの「台本」とするためと説明し、結果的に、患者もリーディング・テキストとして自習用教材に使うことができるものとなったと説明しました。

しかし、もう一つ狙いがありました。それは、ワークブック自体がスタッフ教育の教材となることなのです。プログラムの運営に携わり、毎回のセッションの場に同席していれば、否が応でもワークブックに目を通します。そうした経験を通じて、「このくらいは最低限知っておいてほしい」という知識が頭に入るようになります。

それから、医療者に回復者の存在を知ってもらうことです。私はスマープの実施者養成研修会のたびに、「コ・ファシリテーターとして薬物依存症の回復者を採用するように」

と口を酸っぱくしてお願いしてきました。そうすることの効果は、すでに述べたように、その回復者を介して患者をサポートする社会資源を増やすという点にありますが、実はもう一つ意図があります。それは、援助者自身が回復者と出会う機会を作るということです。

これまで私はくりかえし、薬物依存症の治療はどの治療法を提供するかで大きな違いはないと述べてきました。しかし、これには続きがあります。実は、「誰が治療を提供するか」という、援助者個人による治療成績の違いは非常に大きいことがわかっているのです。

それでは、どのような援助者だと治療成績がよいのかといえば、医師、心理士、看護師といった職種や、博士号を持っているかどうかといった学位、あるいは、新人かベテランかなど経験年数といったことは、あまり関係しないことがわかっています。唯一関係しているのは、援助者が「その患者の転帰に関して楽観的な展望を持っていること」だけらしいのです。

「患者の転帰に関して楽観的な展望を持つ」――これは文字通り、「言うは易く行うは難し」というものです。というのも、私たち医療者が医療現場で出会う薬物依存症患者は、大抵の場合、彼らの人生のなかで最低の状態です。病院との関係だけ見ても、外来受診の予約はすっぽかし、そうかと思えば、突然来院し、いますぐ入院させろと要求し、入院させれば病棟規則に違反ばかりです。おまけに、薬物をやめ始めてイライラしている時期には、医療者に対して「歯に衣着せない」痛烈な批判をするので、心底憎々しく感じることもあります。

これでは、確かに他の患者に比べると、ほとんど勝ち目がないほど最悪な患者に思えるでしょう。しかも、通院も入院も長く続かないので、その最悪な印象を修正する機会がないまま、私たちの目の前から消えていくわけです。このような体験しかしていない援助者が、「楽観的な展望」を持つなどほとんど不可能といってよいでしょう。

では、どのような援助者が「楽観的な展望」を持っているのでしょうか。それは、多くの回復者と会っている援助者です。回復者の体験談を聞けば、かつてのその人は、私たちがふだん病院で会っている薬物依存症患者の比ではないほど、「ひどい」状態であったりします。それほどの状況からも人は回復することができるという事実を知ることで、私たち援助者は回復というものを信じることができるようになります。

そのためにも私たち援助者は、NAのオープン・ミーティングに参加したり、ダルクのフォーラムなどで回復者の話を聞いたりする必要がありますが、自分のオフの時間を使って自らそういった場所に足を運ぶ援助者は、そもそも薬物依存症に関心がある人です。では、どうすれば薬物依存症に関心のない援助者が回復者と会うことができるのか。そこで、スマープのコ・ファシリテーターとして回復者に毎回参加してもらうわけです。そうすれば、院内の様々な職種の援助者が否が応でも回復者と会うことになります。

要するに、スマープとは、薬物依存症の専門医も専門医療機関も乏しく、援助者の側も薬物依存症患者を忌避しているわが国において、薬物依存症を支援する人材を育てるプログラムでもあるのです。

5 「よいシュート」ではなく「よいパス」を出す

†精神保健福祉センターの取り組み――本人支援と家族支援

二〇〇六年のスマープ立ち上げから一年後の二〇〇七年、薬物依存研究部診断治療開発研究室長の近藤あゆみ先生の支援のもと、東京都立多摩総合精神保健福祉センターでも、前出のスマープを簡易化した薬物再乱用防止プログラム「タマープ」が立ち上がりました。

ここで少し精神保健福祉センターという機関について説明しておきましょう。

精神保健福祉センターとは、各都道府県・政令指定都市に少なくとも一箇所は設置されている、「心の問題」に特化した保健行政機関です。医療機関ではないので、外来治療や入院治療は提供できませんが、精神障害を抱える人の地域生活を支えるための様々なリハビリテーションプログラムや相談支援サービスを提供しています。そして、そうした事業の一つとして、依存症者家族のための個別相談や家族教室を開催しています。

依存症支援では、家族を支援することは、依存症者本人を支援するのと同じくらい重要です。というのも、アルコールや薬物の問題であれ、ギャンブルの問題であれ、依存症という病気には、「本人が困るよりも先に周囲が困る」という特徴があるからです。そして、家族が薬物問題を抱える本人に対する監視を強化し、口酸っぱくして説教することで、ますます本人が依存症の問題を否認するという悪循環に陥っていきます。

だからこそ、依存症の治療はしばしば本人の受診ではなく、その家族の相談からスタートするのです。不思議なことではありますが、家族が精神保健福祉センターで開催されている依存症家族教室や、薬物依存症者家族のための自助グループに参加し続けているだけで、本人が専門病院に受診する可能性が高まります。もちろん、専門病院に受診してもそれでゴールではありません。依存症の人は治療意欲が揺らぎやすく、受診してもすぐに治療を中断してしまいがちです。しかし家族が相談支援を継続していると、中断後に再び治療の場に戻る可能性が高くなります。

それだけではありません。とうとう本人が専門病院に受診する機会は一度も得られなかったにもかかわらず、事態が好転することさえあります。たとえば、どういうわけか薬物をやめたり、そこまでいかないにしても、薬物の使用頻度が減ったり、薬物によって引き起こされる様々な弊害が以前よりはマシになったりすることがあるのです。

もちろん、まれに、本人の薬物問題がちっとも好転しないこともあります。それでも、家族が支援を受け続けることには大きな意味があります。家族を支援することの最大の効果は、やはり家族の表情が明るくなり、その精神的健康が改善される点にあります。

†タマープでの経験――「底つき」とは援助のなかで経験するもの

さて、話を元に戻しましょう。その多摩の精神保健福祉センターでは、ずいぶん以前より、この依存症者家族の支援に非常に熱心に取り組んできましたが、そのなかで、困った事態に直面していました。家族の対応が変化することで、ようやく治療を受ける気になった本人が精神保健福祉センターに来談するわけですが、肝心の紹介先の病院がないのです。東京都の多摩地域には、別名「精神科病院銀座」といわれるほど、多くの精神科病院がありましたが、どの病院も「薬物依存症お断り」という感じでした。そうした病院のなかには、アルコール依存症治療プログラムを持つ病院もいくつかありましたが、薬物依存症には対応してくれなかったのです。確かにこの多摩地域には、私が所属する国立精神・神経医療研究センター病院もありましたが、当時はまだ、種々の事情から薬物依存症専門外来が開設できずにいて、私自身、悩ましく感じていた時期でした。

そのような状況のなかで、精神保健福祉センターのスタッフは、相談に訪れた本人に各地のダルクを紹介していましたが、これがなかなかうまくいかなかったのです。

当時は、多くのダルクは「入所」というかたちでしか薬物依存症の人を受け入れていませんでした。家族の勧めでしかたなく、それも半信半疑の気持ちで相談にやってきた本人にしてみれば、いきなり「ダルクに入所しろ」という要求は高すぎるハードルです。

考えてもみてください。勇気を出して本人自ら相談に行ったら、いきなり仕事や友人、恋人との関係、あるいは様々な趣味の活動をすべて手放して、見知らぬ土地のダルクに行けといわれるわけです。そして、そこで待っているのは、携帯電話も持てず、金銭の管理もスタッフに任せた生活、それも、同じ薬物問題を抱えた人たちとの共同生活です。いずれも回復のためには必要なことではありますが、本人の立場からすれば、おいそれとは飲めない提案であるのは確かでしょう。ましてまだ仕事を持っていて、家計の担い手として家族を養っている人であれば、仕事や家族を放り出して、自分だけダルクに入るというわけにはいきません。

当然ながら、本人は「それは嫌です」と提案を却下します。それで交渉は決裂し、「では、また何か困ったら来てください」という結論になってしまうわけです。しかし、おそらくその後、少々困ったことがあってもなかなか相談にはいかないでしょう。なぜなら、「どうせまたダルクに入れっていわれるだけ」という諦めがあるからです。そうなると、次に本人が相談する場面があるとすれば、逮捕されて刑務所に入り、仕事を失い、家族とも離ればなれとなり、住む場所もお金もなくなって、それこそ「自殺するか、ダルクに入るか」という状態――まさに「底つき」の状態です――になってからだと思います。

しかし、薬物依存症から回復した後のスムーズな社会復帰のためには、仕事も家族もお金もあった方がよいに決まっています。逮捕だってされないにこしたことはありません。前科前歴や刑務所服役中の空白の期間は、いずれも正直に履歴書に記せばまともな仕事に就ける見込みがほとんどなくなる、自身の黒歴史となってしまいます。

ところが、多摩の精神保健福祉センターでタマープが始まってからは、その流れに変化が生じました。

タマープが立ち上がってまもない頃、その精神保健福祉センターの依存症家族教室に、息子の覚せい剤のことで悩んで参加しつづける家族が参加するようになりました。本人は家族の忠告や懇願を無視して、覚せい剤を使い続けていました。家族は何度も警察通報を考えましたが、さすがに自分の子どもを警察に委ねる決断ができず、迷いながら家族教室への参加を続けていました。

家族が家族教室に通いはじめて二年目に入ろうとする頃、奇跡が起こりました。その息子なりに思うことがあり、「このままではいけない」と、自身の薬物問題を相談する決心をかためて、本人自らが精神保健福祉センターにやって来たのです。

しかし、そこからが大変でした。精神保健福祉センターの相談員が面接してみると、彼はやはり重篤な覚せい剤依存症の状態にあることがわかったからです。また、本人の周囲には多数の「親切な」クスリ仲間がいて、いくらでも覚せい剤を供給してくれる状況であり、自宅にいたままの状況では回復は困難でした。やはり地元を離れ、遠方のダルクに入所し、一から生活の立て直しが必要だったのです。相談員は、率直にその見立てを伝え、ダルク入所を強く勧めました。ところが、彼は、「絶対に嫌だ。そんなところに入るくらいなら、死んだ方がまし」と頑なに拒んだのです。

以前だったらば、「そうですか。それではしかたないですね。困ったらぜひまた相談に来て下さい」と伝え、相談関係は一旦打ち切りとしたところです。しかし当時、すでにスマープが立ち上がっていたので、相談員はダメもとで、「では、うちのセンターでやっている再乱用防止プログラムに毎週参加してみますか」という提案をしてみたわけです。

すると意外なことに、本人はその提案は拒まず、「そっちだったら、参加してやってもいい」という回答でした。それで、ひとまずはプログラムに参加してもらうことになりました。彼はやや不規則ながらも、プログラムには参加し続けました。相変わらず覚せい剤はちょこちょこ使用していましたが、ブログラムの雰囲気は気に入ったようでした。また、プログラムのコ・ファシリテーターとして参加していたダルクの職員とはウマが合ったのか、個人的によく相談をするようになっていました。

そして、プログラムに参加して一年ほどが経過した日のことです。彼から、「あんたたちが一生懸命なのはわかるけど、このプログラムじゃ、俺の薬は止まらない。かえっていつまでもダラダラ使っちゃう。俺、ダルクに入ることにした」という話があったのです。その後、彼はあるダルクに入所し、紆余曲折がありながらも断薬を継続し、現在は八年間のクリーンを達成するとともに、あるダルクの職員として薬物依存症を抱える人の支援に携わっています。

私は、これこそがプログラムの成果であると考えています。もし彼が初めて精神保健福祉センター職員からのダルク入寮という提案を断ったときに相談関係を打ち切っていたならば、おそらく彼はまだ覚せい剤を使っていたことでしょう。たとえ本人の病気の重症度にはマッチしていないものであったとしても、そのときの本人が受け入れることのできるプログラムにつながり、そのなかで安全に失敗を繰り返しながら、少しずつ自分が抱える問題の深刻さと向き合うようになったからこそ、最終的に自分に最も適した治療につながる決断ができたのだと思います。

要するに、本当の「底つき」とは、家族や仕事を失い、逮捕され、孤立し、「生きるか死ぬか」の崖っぷちに追い詰められることではなく、援助を受けるなかで体験するものなのです。そのためには、「安全に失敗できる場所」、さらには「失敗したことを正直にいえる場所」が必要なのです。

そして、私たち依存症者支援に携わる援助者の仕事は、次の援助者に「つなぐ」ことだと思います。サッカーにたとえるならば、自らがシュートを放ち、ゴールを決めるのではなく、次の援助者に絶妙なタイミングでよいパスを出すこと、それをできるのがよき援助者なのだと思います。

6 スマープ・プロジェクトが目指しているもの

†その後のプロジェクトの展開

二〇〇六年にスマープがスタートし、翌二〇〇七年に、前述のタマープが立ち上がりました。その後、埼玉県立精神医療センター（「ＬＩＦＥ」）、肥前精神医療センター

（「SHARPP」）、長野県立こころの医療センター駒ヶ根（「KOMARPP」）、大阪府立精神医療センター（「ぼちぼち」）、東北会病院（「DOT」）、富士聖明病院（「SMARPP-FUJI」）、復康会沼津中央病院（「ぬま〜ぷ」）など、様々な精神科医療機関でスマープをベースにしたプログラムが始まりました。現在までに、全国で三七箇所の医療機関でスマープないしはそれに準じたプログラムで薬物依存症患者に対する医療が提供できる体制となっています（表6-2「医療機関」欄）。一〇年あまり前の貧困な状況と比べると、まさに隔世の感があります。

さらに最近では、仕事などの都合で平日、日中に医療機関や精神保健福祉センターのプログラムに参加できない人のために、前出の高野歩先生が中心となって、自宅で一人でも実施できるウェブ版スマープとして「e-SMARPP」の開発も進められています。

このようにプログラムを展開していくなかで、平成二八年の診療報酬改定で、スマープは「依存症集団療法」として医療機関での保険給付の対象として追加されました（それまでは、完全に医療機関のボランティアでやっていたわけです）。

これは非常に大きなことだと思います。というのも、わが国の保険医療の歴史のなかで、薬物依存症に特化した医療技術が診療報酬の対象となるのは、これが初めてのことだからです。これまでもアルコール依存症に関しては、「重度アルコール依存症入院医学管理加

表6－2　スマープもしくはスマープに準じた薬物依存症に対する依存症集団療法の国内実施状況（2018年6月1日現在）

地区	都道府県名	医療機関	保健・行政機関
北海道・東北	北海道	北仁会旭山病院	北海道渡島保健所
		北海道立緑ヶ丘病院	北海道立精神保健福祉センター
		旭川圭泉会病院	
	岩手		岩手県精神保健福祉センター
	宮城	東北会病院	
関東・甲信越	栃木県		栃木県薬務課・栃木県精神保健福祉センター
	茨城県	茨城県立こころの医療センター	茨城県精神保健福祉センター
	群馬県	赤城高原ホスピタル	群馬県こころの健康センター
	埼玉県	埼玉県立精神医療センター	
	千葉県		千葉県精神保健福祉センター
			千葉市こころの健康センター
	東京都	国立研究開発法人 国立精神・神経医療研究センター病院	東京都立多摩総合精神保健福祉センター
		東京都立松沢病院	東京都立中部総合精神保健福祉センター
		昭和大学附属烏山病院	東京都立精神保健福祉センター
		多摩あおば病院	
	神奈川県	神奈川県立精神医療センター	川崎市精神保健福祉センター
		誠心会 神奈川病院	相模原市精神保健福祉センター
		北里大学東病院	横浜市こころの健康相談センター
	長野県	長野県立こころの医療センター駒ヶ根	長野県精神保健福祉センター
	石川県		石川県こころの健康センター
	新潟県	医療法人三交会三交病院	新潟市・新潟県精神保健福祉センター
東海・北陸	静岡県	公益財団法人復康会沼津中央病院	浜松市精神保健福祉センター
		医療法人十全会聖明病院	静岡県精神保健福祉センター
	愛知県	桶狭間病院藤田こころケアセンター	愛知県精神保健福祉センター
		岩屋病院	
	岐阜県	医療法人杏野会 各務原病院	
	三重県	独立行政法人国立病院機構榊原病院	
	富山県		富山県心の健康センター
	福井県		福井県総合福祉相談所
近畿	滋賀県	滋賀県立精神医療センター	
	京都	京都府立洛南病院	京都府薬務課
			京都市こころの健康増進センター
	大阪府	大阪府精神医療センター	
		ひがし布施辻本クリニック	
	奈良県		奈良県精神保健福祉センター
	和歌山県		和歌山県精神保健福祉センター
	兵庫県	垂水病院	
		兵庫県立こころの医療センター	
		幸地クリニック	
中国・四国	鳥取県		鳥取県立精神保健福祉センター
	島根県		島根県心と体の相談センター
	岡山県	岡山県精神科医療センター	
	広島県	医療法人せのがわ瀬野川病院	広島県立総合精神保健福祉センター
	徳島県	藍里病院	
	愛媛県	宇和島病院	
	香川県		香川県精神保健福祉センター
九州・沖縄	福岡県	雁の巣病院	北九州市立精神保健福祉センター
		福岡県立太宰府病院	福岡市精神保健福祉センター
		のぞえ総合心療病院	福岡県精神保健福祉センター
	佐賀県	独立行政法人国立病院機構肥前精神医療センター	
	大分県	河村クリニック	
	熊本県		熊本県精神保健福祉センター
			熊本市こころの健康センター
	沖縄県		沖縄県総合精神保健福祉センター

算」といって、アルコール依存症患者に入院治療プログラムを提供した場合には、診療報酬の加算がつく（＝病院にお金が入る）制度はありましたが、これは薬物依存症患者には適用されていませんでした。私を含めた薬物依存症治療を専門とする精神科医は、かねてより厚生労働省に、この入院治療の加算を薬物依存症にも適用できるようにしてほしいとの要望を出してきましたが、なかなか実現しませんでした（これはいまだに実現していません）。おそらく厚生労働省、ないしは中央医療協議会のなかには、「アルコール依存症は病気だが、薬物依存症は犯罪」という認識がいまだ根強いのだと思います。しかしそうしたなかで、「依存症集団療法」という通院治療プログラムに対して保険給付が認められたのは、薬物依存症が正式な「病気」と認められる動きが出てきたことを意味しているのではないかと思います。

スマープはまた、国内各地の精神保健福祉センターでも大きな広がりを見せています。全国で六九箇所ある精神保健福祉センターのうち、二〇一八年六月一日現在で三五箇所（表6-2「保健・行政機関欄」）と、半数を超える精神保健福祉センターでスマープ、ないしはそれに類するプログラムが提供されています。

こうした精神保健福祉センターの多くが、地域の民間回復施設と連携してプログラムを展開しています。いくつかの例を挙げると、浜松市精神保健福祉センターと駿河ダルクによる「ハマープ HAMARPP」、熊本県精神保健福祉センターと熊本ダルクによる「クマープ KUMARPP」、愛知県精神保健福祉センターと三河ダルクによる「アイマープ AIMARPP」、千葉県精神保健福祉センターと千葉ダルクによる「チャンス CHANCE」、相模原市精神保健福祉センターと相模原ダルクによる「フロウ FLOW」などがそうです。

このような共同運営には様々なメリットがあります。何よりもまず、こうしたスマープ的なプログラムでは安定した断薬生活を獲得できない者をダルクにつなげることが比較的容易になるからです。スマープ的なプロクラムのメリットは、参加者の抵抗感が少ない、いわば「間口の広い」プログラムである点にあります。一方デメリットは、あえていえば、回復プログラムとしてはあくまでも入門的な水準であり、その強度・密度が低い点だと思います。それに対してダルクの場合は、回復プログラムとしては、NAの12ステッププログラムにもとづいた強度・密度の高いものを提供している点がメリットですが、利用者側からすると、心理的ハードルの高い、いわば「間口の狭い」プログラムである点がデメリットです。しかし、地域でこうしたプログラムを通じて行政と民間がコラボレートすることで、両者の欠点を補い合うことができるのではないかと考えています。

しかし、そうしたこと以上に私が重要と考えているのは、行政職員に対する教育効果です。精神保健福祉センターの専門職援助者が薬物依存症からの回復者とともに協働的な作業に取り組むことで、薬物依存症に対する忌避的感情や苦手意識を克服することができますし、回復者とプログラム参加者とのやりとりを見ることで、相談支援能力の向上も期待できます。

もちろん、回復プログラムが行政機関の事業として行われることへの批判はあります。たとえば、「所詮はお役所仕事、平日の日中のプログラムでは利用できる人が限られる」「担当者がやっとプログラムに慣れたかと思うと、二、三年ですぐ異動してしまうので、援助サービスの質がどうしても高まらない」といった批判をよく耳にします。

しかし、ものは考えようです。精神保健福祉センターで薬物依存症の支援を経験し、薬物依存症に対する忌避的感情がなくなった行政職員が、今度は地域の保健所や児童相談所、あるいは自治体立の医療機関に勤務することで、少しずつ地域全体の保健福祉サービスが底上げされる可能性があるからです。

薬物依存症は、家族全体を巻き込む病気です。必要とされる支援は、何も本人に対する回復プログラムだけに限りません。母子保健や児童福祉、あるいはドメスティックバイオレンス被害者支援など、そのまま行政が担っている様々なサービス領域全体に関係する問題なのです。私は、スマープ・プロジェクトにはそのような「将来の包括的な地域支援構築のための種まき」としての意義もあると考えています。

†多重構造の「笊」を目指して

スマープ・プロジェクトは保健医療分野だけではなく、司法分野へも広がっています。その一つが保護観察所です。後述する「刑の一部執行猶予制度」が平成二八年六月より施行され、薬物事犯者の多くがこの制度の対象となり、刑務所に服役する期間が短縮される一方で、これまでよりも長期間、地域内で保護観察所の監督下で回復プログラムを受けることになります。これに対応して、全国の保護観察所では薬物依存症回復プログラムの整備が急ピッチで進められています。

私は、この保護観察所の回復プログラムも監修していますが、それはスマープをベースにしたグループ療法として開発されています。もともと保護観察所では、こうしたプログラムを保護観察官とマンツーマンの個別プログラムとして実施してきました。その背景には、グループで処遇すると、保護観察対象者同士が好ましくない情報（薬物の入手ルートの情報など）を交換し、かえって犯罪性が高まってしまうという懸念がありました。

しかし、刑の一部執行猶予制度の施行に伴い、将来的に、プログラムを実施しなければならない保護観察対象者数の激増が見込まれています。そのすべてを保護観察官が個別対応していたら、とても捌《さば》ききれません。やはり効率性を考えれば、グループで実施した方がよいですし、さらにいえば、同じ内容の個人セッションを一日に何人分もやっていると、正直、プログラムを提供している側はうんざりしてくるはずですが、グループセッションならば違います。その日に参加する顔ぶれで様々な相互作用、同じワークブックの内容でもまったく違った雰囲気になります。

現在、大都市にある主要な保護観察所では、すでに薬物依存症の回復プログラムが立ち上がり、グループセッションとして提供されています。当初は、正直なところ、保護観察官が堅苦しい司会でセッションを進めていましたが、ダルクのスタッフなど、回復者をコ・ファシリテーターとして迎えたり、地域の医療関係者や精神保健福祉センターのスタッフも参加したりするなかで、よい意味でくだけた雰囲気の、とても「お堅い」法務省機関のプログラムとは思えないものになりつつあります。

私はまた、刑務所や少年院の薬物処遇プログラムの監修もしており、いずれもスマープとの整合性のある内容に改変されています。なかでも、現在、全国の少年院で実施されている薬物処遇プログラム「ジェイ・マープ」(J・MARPP)は、かつて私が少年鑑別所に入所する少年用に開発した、子ども版自習用スマープ「スマープ・ジュニア」(SMARPP-Jr.)がベースになっています。

それから、厚生労働省の職員でありながら、逮捕権を持つれっきとした司法警察員である麻薬取締官も、二〇一二年からスマープのワークブックを活用した個別支援に取り組んでいます。具体的には、自分たちが逮捕した薬物事犯者のうち、初犯者で、全部執行猶予かつ保護観察なしという判決が見込まれるものに対して、本人の希望があれば、公判前の段階からスマープを用いた個別指導を実践しています。

このように私が、保健医療分野だけではなく、司法分野にまで手を広げるのは、決して天下布武的、もしくは覇権主義的な野心からではありません。

これまで二〇年あまりにわたって薬物依存症臨床に携わってきて、私なりに強く感じていることがあります。それは、自分の目の前を実に多くの薬物依存症患者が通り過ぎていきましたが、そのうち、自分が助けることができたと実感できている患者がどのくらいいるのかというと、その数ははなはだ心細い限りである、ということです。薬物依存症者の支援とは、まさに「笊《ざる》で水をすくう」作業とよく似ています。

その感覚はおそらく私だけのものではないはずです。薬物依存症の専門医も、刑務所や保護観察所のスタッフも、警察官や麻薬取締官も、そしてダルクの職員も、薬物依存症支援にかかわる援助者の多くが、何度となく「またか⁉」「いい加減にしろよ」と内心舌打ちしたくなるような事態、すなわち、この「笊で水をすくう」かのごとき徒労感を経験しているはずです。これればかりはどうにもしようがないことです。おそらく薬物依存症支援とは、本質的にそもそもそのような仕事なのでしょう。

それでも、たとえば地方のダルク・フォーラムに講師として呼んでいただいたときに、何年か昔に少しだけ治療を担当し、その後、突然来院しなくなった元患者と再会することがあります。「どうしているのかな。逮捕されたか、死んでしまったかも……」と勝手に思い込んでいた元患者から、「先生、お久しぶりです。あのときはお世話になりました。いまはダルクの職員として頑張っています」と声をかけられたときのうれしさを想像できますでしょうか。目頭が熱くなり、思わず駆けよってハグしたいほどの感動が沸き起こります。そして、どうやら紆余曲折を経て何とかダルクにつながり、そこで職員として薬物依存症者の支援をしている現在の苦労話を聴いていると、「どこかに笊があって、うまくそこに引っかかってくれたのだな」と、素直に運命に感謝したくなります。

そうした体験を重ねるなかで、あるとき私の頭のなかで一つの考えが閃きました。それは、こういうものです――誰が支援しても「笊で水をすくう」感じだとすれば、いっそのことその「笊」を何枚も重ねて「多重構造の笊」を作ったらどうだろうか。そうすれば、漏れ出る水は少なくなり、笊の目の上に残る水は多くなるのではないか。

いうまでもなく、薬物依存症の支援は長期にわたります。すでに述べたように、薬物依存症は再発と寛解をくりかえすことが想定される慢性疾患であり、治療の貯金はできません。ある時期どこかですばらしい治療を受けたとしても、半年間治療や援助が途切れれば、その効果はあっという間に無に帰してしまいます。ケアの継続こそがすべてなのです。

ですから、同じ一人の患者があるときには医療、またあるときには司法に、そして両者を行ったり来たりしながらも、最終的には、地域で安全な生活、薬物を使わない生活を手に入れ、そして、「いろいろあったけれど、生きていてよかった」と思ってもらえるように、支援が継続される必要があります。

そのように連綿と続く支援のなかで、スマープはそれぞれの分野における支援の最大公約数的なツールとして共通して提供され、次の援助者にシームレスに引き継がれる――それが「多重構造の笊」のコンセプトです。もちろん援助者には、決してスマープだけで満足せずに、それぞれの分野ならではの支援の「トッピング」を豊かにし、他の分野に負けない「プログラムの楽しさ」を追求してほしいと願っています。

†あえてファストフードを目指す

スマープに関する記述の締めくくりとして、なぜスマープが必要なのかについて改めて述べておきたいことがあります。ここまでスマープの意義や効果について述べてきましたが、私は決して、「スマープが最高の治療法だ」などとは考えていません。

最高の治療方法は、やはり何といっても当事者によるものです。つまり、自助グループであり、民間回復施設のプログラムです。第4章でも述べましたが、なにしろ、そのプログラムでは具体的な「ロールモデル」、すなわち「かつて自分と同じように薬物に振り回される生活を体験したものの、いまは薬物をやめている人」と出会えるのです。12ステップププログラムのことがただちには理解できなくとも、「あの人の生き方、なんだか格好いいな。ちょっと真似してみようか」と思える人が見つかれば、しめたものです。後は、その人について歩き回り、NAのミーティングに参加し、一緒に食事したり、遊びに出かけたりしているうちに、いつしか薬物を使わない期間が延びていき、おそらくは薬物をやめた向こう側の生き方が見えてくることでしょう。

そうした治療プログラムは、あえて料理にたとえるならば、まちがいなく高級フレンチであり、高級懐石料理であると思います。それに比べれば、私たちのスマープなど、ファストフードか、せいぜいのところチェーン店のファミリーレストランでしょう。

別に自分たちを卑下しているつもりはないのです。これまでのわが国における薬物依存者支援の問題点は、たとえるならば一人で外食するのに抵抗感のある人でも入りやすい、ファストフード的な店がなかったことにあります。

考えてもみてください。これまで外食をしたことのない人が、いきなり赤坂の高級料亭に一人で入るなんてことができるでしょうか。絶対に無理です。物事には順序というものがあります。まずは、ファストフードで外食に慣れてもらい、そのうえで少しずつ本格的な料理を楽しむことを目指してほしい――そう考えています。

私たちが自身の使命として考えているのは、当事者にとってアクセシビリティのよいプログラムを国内各地に展開し、薬物依存症支援の間口を広げることです。

それから、もう一つ大切な意義があります。それは、すでに述べたように、援助者側に対する教育であり、薬物依存症に対する偏見の除去です。

これまで私は様々な機会を捉えて、薬物依存症支援の面白さを語り、その経験が援助者を鍛え、援助に際しての引き出しを増やすということを主張してきました。しかし、いくら私が口角泡を飛ばして話しても、「松本って医者は変わり者だね。薬物依存症患者が好きだなんて、よほどのマゾヒストか変態なんじゃないか」と思われるだけでした。やはり薬物依存症支援の面白さを知ってもらうには、とにかく当事者に会ってもらうしかない。そう感じてきました。

とはいえ、会うといっても、援助経験のない専門職は、それでは会って何を話したらよいのか、そこから戸惑ってしまうのです。しかし、ワークブックがあり、プログラムという枠組みがあれば、それを介して当事者と話しやすくなります。そういう機会を何回も重ねていけば、偏見や苦手意識が取り除かれて、薬物依存症者が決して「モンスター」などではなく、愛すべき一人の悩める人間であることがわかり、ワークブックなどに頼らなくとも話せるようになるでしょう。その意味では、スマープとは、援助者のためのコミュニケーション・ツール、あるいは、援助者と当事者とをつなげるツールなのだといえます。

第7章 刑務所を出所した後に必要な支援

1 「刑の一部執行猶予制度」施行後における地域支援の課題

†刑の一部執行猶予制度とは

二〇一六年六月に「刑の一部執行猶予制度」（以下、一部執行猶予）が施行されました。この制度、端的にいえば、刑事施設への収容期間の一部をあらかじめ猶予して、通常よりも早く社会に戻す代わりに、そのぶん長い期間、保護観察所の指導・監督下に置かれるというものです。

一例を挙げましょう。覚せい剤取締法違反で逮捕されると、従来は、初犯の場合には執行猶予となり、ただちに刑務所に入ることはありませんが、その執行猶予期間中に再度覚せい剤取締法違反で逮捕されると、通常「三年」の実刑となって刑事施設に収監されます。

ところが、一部執行猶予が適用されると、たとえば「三年」のうちの一年分の刑期執行が猶予され、実質的な刑務所収容期間は「二年間」に短縮されます。つまり、従来よりも早く社会に戻ることができるわけです。しかしその代わりに、たとえば出所後二年間は保護観察所の監督下に置かれ、その間は定期的に保護観察所に出頭し、薬物再乱用防止のための回復プログラムを受けなければなりません。

ただし、当然ながら、その期間中は定期的に尿検査を受けなければなりませんし、その際、もしも覚せい剤反応が陽性となれば、再び刑務所に戻されることになります。また、正当な理由がないのに保護観察所に出頭しなかったり、プログラムをサボったりすれば、やはり刑務所に戻される可能性が高くなります。

私自身は、この制度の施行は重要な一歩であると考えています。自身の臨床経験を振り返ると、覚せい剤依存症を抱える人が最も覚せい剤を再使用しやすいのは、何といっても刑務所出所直後です。窮屈な環境から一気に脱出したときの解放感は、きわめて強力な薬物欲求のトリガーとなります。その意味で、刑務所を出ていきなり完全に自由になってしまうのではなく、社会のなかで回復プログラムを強制的に受けざるをえないというこの制度は、明らかに刑務所出所直後の薬物再使用のリスクを低減すると思います。

もちろん、正直いえば、もっと実刑部分（刑務所収容期間）を短くしてほしいとは思っています。そうしないと、長い保護観察期間が追加された分、かえって司法機関の監督下に置かれるトータルの期間が長くなった格好となり、むしろ薬物事犯者に対する厳罰化が進んだようなかたちとなってしまうからです。しかし、さすがに一気に実刑部分を大胆に短縮するような制度では、国民全体からの反発があるでしょうから、まずは少しずつ施設内（＝刑務所内）の処遇から社会内の処遇へとシフトしていく第一歩として、この一部執行猶予はわが国の司法制度における重要な前進であると考えるわけです。

†刑の一部執行猶予制度の課題

しかし、それでもまだ課題はあります。というのも、刑務所出所直後の次に覚せい剤依存症者が薬物を再使用しやすい状況は、保護観察終了直後だからです。つまり、物理的に薬物から隔離しても、あるいは、法的な契約という縛りによって問題行動を抑止しても、それを永遠に続けることはできません。いつかはそれらを解除する必要があるわけですが、皮肉にもそのときが一番危ないのです。それでは、どうしたらよいでしょうか。

すでにくりかえし述べてきたように、薬物依存症は慢性疾患なので、地域における継続的な支援が必要です。したがって、保護観察期間が終了したら、今度は、地域で医療機関や精神保健福祉センター、あるいは民間回復施設や自助グループといった、任意にもとづく社会資源につながればよいのです。

とはいえ、冷静に考えてみると、これは容易な話ではありません。すでに二年間、刑務所で回復プログラムを受けており、さらに二年間、保護観察所でも回復プログラムを受けているわけです。四年間、自由を制限された環境で回復プログラムに身を捧げた後に、「さあ、明日からは病院（あるいは、精神保健福祉センターやダルク）で回復プログラムを受けましょう」といわれても、「はい、わかりました」という人がどれだけいるでしょうか。保護観察期間中に何度も薬物を再使用していた人ならばいざ知らず（そういう人の多くは再び刑務所に戻されていると思います）、頑張ってやめ続けていた人ならば、「冗談じゃない」と思うはずです。

したがって、常識的に考えれば、保護観察を終了した人の多くは、地域の社会資源につながらないまま、合計四年間プログラムを受けてきたことですっかり自信をつけて、トリガーだらけの生活に飛び込んでいくことになります。もう定期的な保護観察所に出頭して尿検査を受ける必要はありません。そうした状況のなかで薬物を再使用した場合、逮捕前と同様、やはり医療機関も精神保健福祉センターも、そして自助グループや民間回復施設も利用したことのないまま、一人で薬物のことを悩むこととなります。「ヤバいな、このままじゃ同じことのくりかえしだな」と危機感を覚えていても、行ったところのない新しい場所に行くのは億劫で、不安や抵抗感を伴います。結局、支援を求めることを迷い、躊躇しているうちに再び逮捕されてしまうのではないでしょうか。

要するに、刑の一部執行猶予制度という、せっかくの意欲的な司法制度も、単に刑務所への出戻りまでの迂回路にすぎなくなってしまう可能性があるわけです。それでは、近年、深刻な問題となっている刑務所の過剰収容問題は一向に解決しません。そればかりか、もしもこの制度が失敗に終われば、「社会内処遇などわが国では夢のまた夢」という世論が広まり、「ヤク中はできるだけ長く刑務所に閉じ込めておこう」という、前時代的な処遇への揺り戻しが出てきかねない気がします。

2 「おせっかい電話」で薬物依存症者の孤立を防ぐ

†精神保健福祉センターによる積極的なアプローチ

こうした課題を解決するには、保護観察終了間際に慌てて地域の社会資源を紹介したのでは遅いと思います。保護観察対象者が最も社会資源に対して関心が高いのは、何といっても刑務所を出た直後、すなわち保護観察開始当初です。

したがって、保護観察開始当初に、地域の側から積極的に保護観察対象者にかかわり、保護観察期間中にある程度「なじみの関係」になっておくことで、保護観察から地域支援への移行を促す仕組みが必要となります。そうすれば、保護観察終了後にも地域の支援資源につながる薬物依存症者は多少とも増えるはずです。もちろん、それでも、保護観察終了後に社会支援資源にはつながらず、関係性が一旦途切れてしまう人も相当数いるでしょうが、それでも、薬物の再使用があった際には深刻な乱用状態に陥る前に、あるいは、警察に逮捕される前に、地域の援助者にアクセスする者が増えるのではないでしょうか。

そこで私たちは、二〇一七年から開始した厚生労働科学研究「刑の一部執行猶予制度下における薬物依存者の地域支援に関する政策研究」(研究代表者：松本俊彦)として実施する、保護観察対象者のコホート研究(転帰調査)のなかで、ひとつの試みを開始しました。

この試みは、形式上はあくまでもコホート研究ではありますが、同時に、研究のプラットフォームを活用して保護観察から地域の支援資源へのつながりを高めるシステムを構築することを目指しています(図7-1)。具体的には、薬物関連犯罪による保護観察対象者に対し、保護観察開始からおよそ三年のあいだ、精神保健福祉センターから定期的に電話

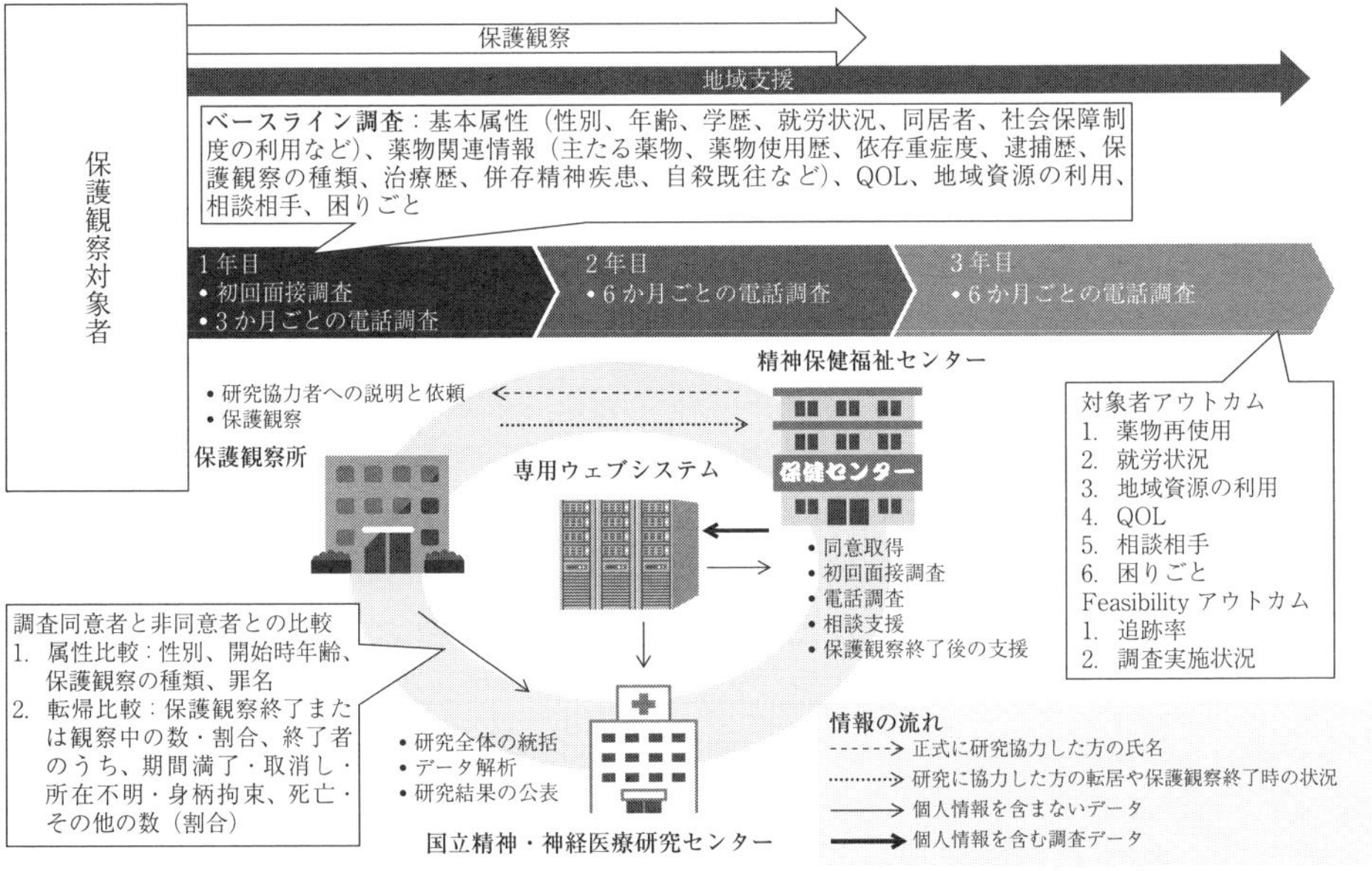

図7－1　Voice Bridges Project の研究デザイン

でコンタクトをとり、コホート研究に必要な情報収集をするとともに、対象者にニーズがあれば様々な相談や情報提供を行うというものです。当然、必要に応じて医療機関、あるいは民間回復施設や自助グループを紹介したり、精神保健福祉センターで実施している回復プログラムへの参加を促したりもします。また、たとえ対象者が薬物使用を告白した場合でも守秘義務を優先し、その情報を保護観察所に伝えずに、治療や回復支援の方向で一緒に考えるというものです。

精神保健福祉センターから定期的にコンタクトをする期間を三年と定めたのは、一部で例外はあるものの、研究計画を立案する段階では「一部執行猶予判決」を受けた者の保護観察期間としては二年間が最も多かったからです。つまり、保護観察終了からさらに一年間地域側からのコンタクトがあれば、保護観察から地域支援へのつなぎは、ある程度、担保されると考えたわけです。

ちなみに、なぜ保護観察対象者へのコンタクトをとる機関として精神保健福祉センターを選んだのかというと、以下の四つの理由によります。

第一に、精神保健福祉センターは、全国の都道府県・政令指定都市に最低一箇所は存在し、モデル的にいくつかの精神保健福祉センターで施行した後、将来的には、全国展開へと持っていける可能性があります。第二に、保護観察対象者の相談ニーズは、医療や依存症からの回復支援だけではなく、福祉的支援（たとえば「お金がない……」「住む家がない……」）も含まれると予想され、精神保健福祉センターであれば、同じ行政機関として地区町村の福祉担当課との円滑な連携も期待できます。

それから第三に、精神保健福祉センターは、地域の自助グループや民間リハビリ施設、あるいは専門医療機関など、社会資源に関する情報が集約されている機関であり、すでに半数近い機関ではスマープなどの回復プログラムを実施しており、また、依存症者家族の相談支援も行っています。そして最後に、司法機関ではなく、あくまでも地域の相談支援機関であり、保護観察所で告白すれば犯罪として対応されてしまう薬物の再使用についても、職務上、守秘義務を優先するという裁量が可能であり、むしろ再使用の告白を契機として本格的な地域支援へとつなげることができます。

この精神保健福祉センターによる積極的支援は、二〇一七年三月より東京都多摩地域、川崎市、神奈川県県域（政令指定都市をのぞいた地域）、福岡市の四つの地域で開始されました。そして同年一二月からは東京都二三区でも開始し、東京都に関しては全域でこのプロジェクトが行われることとなりました。さらに二〇一八年三月には栃木県で、六月以降からは相模原市、三重県、広島県、北九州市で開始することが決定し、全国六九箇所ある精神保健福祉センターのうち、すでに一一箇所が私たちのプロジェクトに参加してくださっています。

もちろん、このプロジェクトは、あくまでも同意の得られた保護観察対象者を対象とするものですが、この試みを通じて、精神保健福祉センターが、保護観察から地域支援への橋わたしをする地域の拠点へと成長していくことを期待しています。

†「Voice Bridges Project」(「声の架け橋」プロジェクト)

私たちは、この、保護観察対象者のコホート研究と連動した、精神保健福祉センターによる「おせっかい電話」プロジェクトを、「Voice Bridges Project」(「声の架け橋」プロジェクト)と命名しました。そして、できれば、一〇年以内には国内全域に広げていければと考えています。

このプロジェクトを着想するにあたってヒントになったのが、モットーとボストローム(二〇〇一)による自殺予防に関する研究です。自殺未遂などにより救急病院に入院した治療を受けた患者のうち、退院後の精神科通院を拒絶した人たちをランダムに二つのグループに分けました。そして、一つのグループには退院後に何の連絡もとらずに放置し、もう一つのグループには、年に三、四回、「その後、いかがお過ごしですか。よろしかったら連絡をください」という、ごく短い定型文の手紙を送る、というものです。このようにして退院後の状態を追跡し、退院一年以内に再び自殺を企てた人の割合、さらには、その結果、自殺既遂により死亡した人の割合を比較したわけです。その結果、後者のグループは自殺の再企図率と自殺死亡率の双方に関して有意に低いことがわかりました。このことは、数ヶ月に一回程度の短い定型文の手紙のようなごくささやかな「おせっかい」でも、何もしないよりははるかに多くの人の命を救う可能性があることを意味しています。

私は、同じような発想で、薬物依存症者の地域支援システムを構築することができないかと考えたわけです。もちろん、そのようなシステムですべての薬物依存症者を救えるとは思いません。しかしそれでも、保護観察終了後に地域の社会資源とつながる可能性を高め、また、保護観察終了後にただちに具体的な再発防止プログラムにつながらなかったとしても、再使用した際に逮捕される前にプログラムにアクセスする可能性を高めるのではないでしょうか。少なくとも地域で完全に孤立し、ひとりぼっちで薬物のことを思い悩む人は減らせるはずだと信じています。

このプロジェクトはまさに現在進行形のものであり、最終的な研究成果が出るのは数年先の話です。ただ、現時点における保護観察対象者の研究登録時のデータを中間解析したところ、三つの興味深い知見が得られたので、ここに紹介しておきます。

第一に、対象者の大半が刑務所や保護観察所以外の場所（つまり、社会内）で、薬物依存症の回復プログラムを受けたことがない人たちであるということです。つまり、彼らの大半は、これまで精神保健福祉センターはもちろん、専門病院や民間回復施設、自助グループのプログラムを体験したことがないのです。その意味では、定期的に「おせっかい電話」をする意味があるように思います。

第二に、保護観察開始時点で、薬物のことを相談できる相手として最も多いのは、保護観察官と保護司でした。この結果は、それだけ保護観察所が頑張っていることを反映しているともいえますが、いつかは保護観察が終わります。それまでに何とかして地域のなかに相談できる人――可能であれば、正直に「クスリをやりたい／やってしまった／やめられない」といえる相手――を作る必要があります。その意味でも、私たちの「おせっかい電話」には一定の意義があるでしょう。

そして最後に、対象者の三〇・六パーセントにこれまでに「自殺したいと考えた経験」（自殺念慮の生涯経験）があり、一六・七パーセントに「死にたいと思って自分の身体を傷つけた経験」（自殺企図の生涯経験）があるということです。内閣府や日本財団の調査において、一般国民における自殺念慮の生涯経験は二割前後であり、自殺企図の生涯経験は〇・六パーセント程度であることを踏まえると、刑務所を出たばかりの保護観察中の人たちはきわめて自殺リスクの高い集団であると推測されます。おそらくこの人たちは、逮捕以前からすでに孤立した状態で薬物を使用しており、もしかすると、今回の逮捕や刑務所服役でさらに多くのつながりを喪失し、いっそう孤立を深めているかもしれません。

このように現時点までの中間報告的なデータを一部眺めるだけでも、私たちの「おせっかい電話」プロジェクトへの参加に同意した保護観察対象者たちは、そもそも十分な支援ニーズを持っている人であることがわかります。要するに、刑務所を出所したばかりの、この「困った」人たちは、実は「困っている」人たちかもしれないというわけです。

†東京「出会い系」システム――薬物依存症の地域支援の試み

現在、各地で実施しているこの「声の架け橋」プロジェクトですが、私たちの施設がある東京都に関しては、一つの地域支援モデルを作るべく特に力を入れています（図7-2）。本章の締めくくりとして、その地域支援モデルを紹介しておきましょう。

東京都には三つの精神保健福祉センターがあります。区部東側を管轄する東京都立精神保健福祉センター、区部西側を管轄する東京都立中部総合精神保健福祉センター、そして多摩地域を管轄する東京都立多摩総合精神保健福祉センターです。そして、そのいずれでもスマープないしはスマープをベースにした回復プログラムを提供しています。

三つの精神保健福祉センターのいずれのプログラムとも、立ち上げから私たちの研究チームがかかわり、プログラムの実施や運営に関してスーパーバイズを行ってきました。その際、特にお願いしてきたのは、必ずコ・ファシリテーターとして地域の民間回復施設のスタッフを採用することでした。そうすることで、精神保健福祉センターのプログラムに参加した人たちが、同時に他の社会資源と出会うチャンスを増やせると考えたわけです。

それから、同じことを保護観察所でも行ってきました。東京都内を管轄する保護観察所は、区部を管轄する東京保護観察所と、多摩地域を管轄する東京保護観察所立川支部の二箇所があり、そのいずれでもスマープをベースにした薬物再乱用防止のための集団処遇プログラムが実施されていますが、これらについても私たちが立ち上げ当初からかかわり、スーパーバイズをしてきました。

そこでもやはりお願いしてきたのは、地域の精神保健福祉センターと民間回復施設双方の職員にもプログラムに参加してもらうことでした。保護観察所のプログラムに参加する人たちが、そこで地域の様々な社会資源と、顔と顔とをつきあわすかたちで出会えるチャンスを作りたいという考えからです。

こうした既存の地域ネットワークに加えて、新たに「声の架け橋」プロジェクトが加わったことになります。決して何かを強制するわけではないのですが、どこか一箇所にアクセスすれば、他の社会資源や援助者と出会えるという仕掛けをいくつも重ね、少しでも支

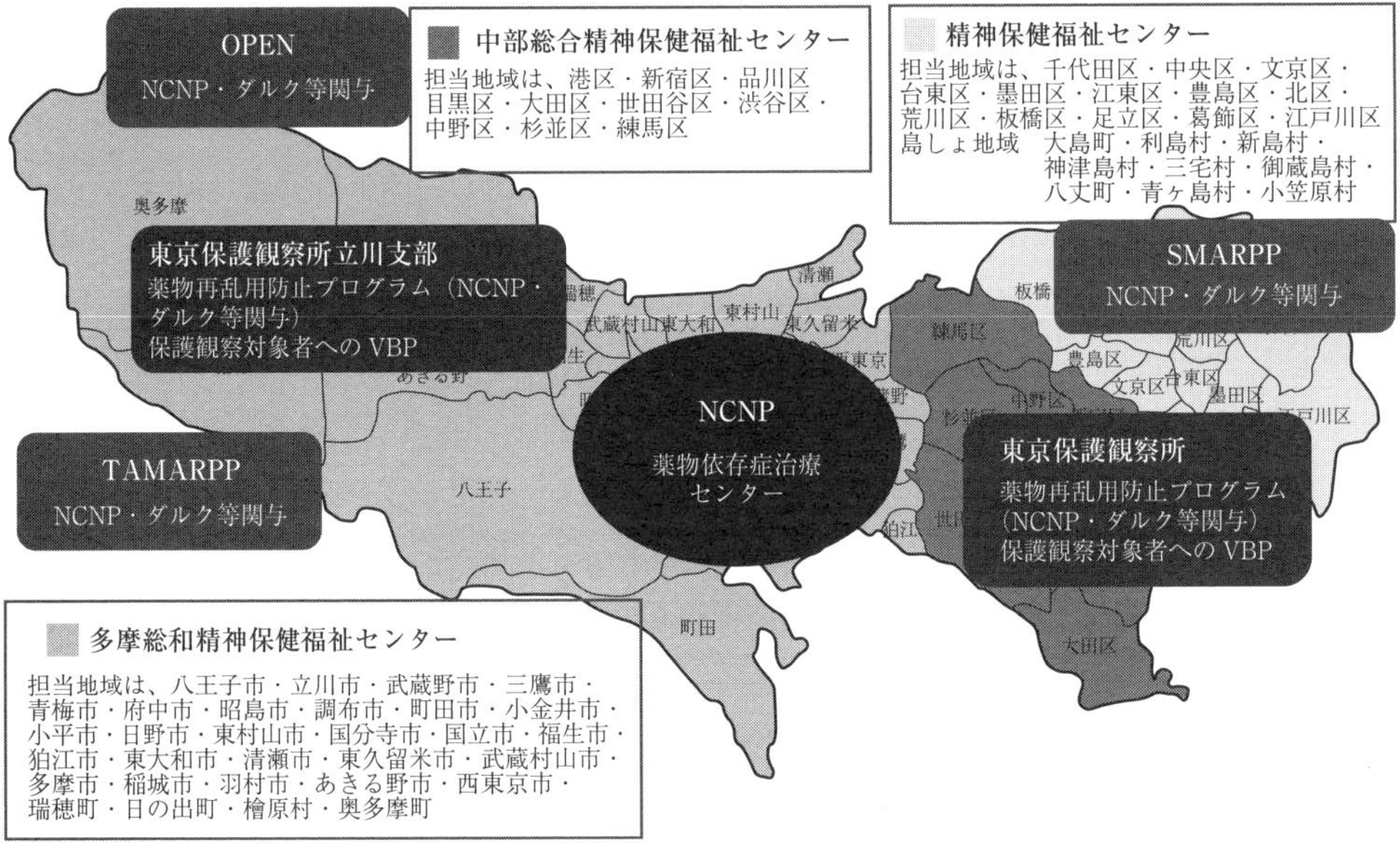

図7-2　東京「出会い系」システム――薬物依存症地域支援の試み

援の網にかかる人を増やすようなシステムを構築しつつあります。

興味深い話があります。「声の架け橋」プロジェクトについて、東京保護観察所のある保護観察官から次のようなことを教えてもらいました。

「これまでは薬物依存症を抱える保護観察対象者に、再三、「保護観察期間中に地域の精神保健福祉センターにつながりましょう」と提案しても、ほとんど誰もつながらなかった。ところが、この「声の架け橋」プロジェクトを始めてから、「研究に協力してください」とお願いすると、保護観察対象者の人たちは、「俺の薬物を使ってきた経験が役に立つのですか。それはうれしいです。ぜひ協力させてください」といって、精神保健福祉センターにつながるようになりました」

これはとてもうれしい話です。口実は何であれ、薬物依存症からの回復に役立つ社会資源との出会いの機会を少しでも増やすことです。その意味では、いま私たちが取り組んでいる試みは、東京という大都市をフィールドとした、薬物問題を抱える刑務所出所者のための、「出会い系」システムの実験といえるでしょう。このシステムがしっかりと機能するようになれば、刑務所を出た人はこれまでよりも地域で孤立せず、薬物についてひとりで悩まずにすむようになると信じています。

第Ⅲ部 孤立させない社会へ

第8章

人はなぜ薬物依存症になるのか

1　すべての人が薬物依存症になるわけではない

†拘置所からの手紙

さて、ここでもう一度、振り出しに戻って、薬物依存症がどのような病気なのかについて、前とは少し違う角度から考え直してみましょう。

実は、私のもとには、ときどき見知らぬ人から手紙が届きます。まったく心当たりがないので、しかたなく封筒の差出人の住所をインターネットの検索エンジンに入力し、地図でその場所を調べてみると、大抵の場合、拘置所です。裁判を控え、保釈もとれないまま、身柄を拘束されている立場なのでしょう。

そうした手紙のなかで、よくある印象的なパターンが二つあります。そのうちの一つが次のような内容です。

「自分は覚せい剤で逮捕されるのはこれで四回目。すでに二回刑務所に入っていて、今回もまちがいなく刑務所に入る判決が出ると思うが、三回目の刑務所でもきっと何も変わらないと思う。これまでも刑務所に入るたびに深く反省し、一生懸命、薬物依存症離脱プログラムに参加してきた。でも、出所した瞬間に別人になってしまい、すぐにクスリを使ってしまう。今回も同じことをくりかえすだろう。自分はこの先どうしたらいいのか」

私の答えはいつも同じです。つまり、「出所後、もしもまた覚せい剤を使ってしまったら、逮捕される前に地域の治療プログラムに参加しなさい。というか、出所したらすぐに専門病院や民間回復施設に相談に行きなさい」です。

いくら刑務所で回復プログラムを受けても、外に出てからもそうしたプログラムが継続されなければ効果はありません。くり返しになりますが、依存症は糖尿病と同じく慢性疾患の一種であり、治療の「貯金」はできないのです。どこかである時期、すばらしい治療や回復プログラムを受けたとしても、それが終わった後、半年間、まったく依存症に関するケア——医療機関でもダルクでも自助グループでもよいのです——がない状態が続けば、治療で蓄えられたものはゼロに戻ります。このことは、薬物の問題を抱える本人はもとより、もっと多くの一般の人たちに知ってほしいと思います。

それから、もう一つのパターンは次のようなものです。

「覚せい剤を使い始めたときにはたくさんのクスリ仲間がいた。俺にとっては大事な仲間だった。家にも学校にも居場所のない俺を、唯一受け入れてくれた仲間だった。だから、クスリをやりたくて仲間の溜まり場に行っていたわけじゃない。あいつらと一緒にいたくてたまり場に行っていたんだ。クスリは単なるおまけだった。しかし、そうした仲間も大半は早々にクスリから足を洗って、社会人としてまっとうに生きている。有名な会社で偉くなって部下をたくさん従える立場になった奴もいるし、職人になって自分の腕一つで家族や従業員を養っている奴もいる。俺だけがいまだにクスリをやめられず、刑務所を出たり入ったりしている。一体、あいつらと俺とでは何が違うのか」

とても切実な内容です。この手紙の訴えは、薬物に手を出したからといって、誰もが等しく薬物依存症になるわけではないということを示しています。

それでは、はたしてどのような人が薬物依存症に罹患してしまうのでしょうか。

†なぜ快楽に「飽きない」のか

中学校や高校の薬物乱用防止教室では、薬物の恐ろしさが次のように伝えられます。すなわち、「依存性薬物を一回でも使うと、その快感が脳に記憶されてしまい、いつも頭から離れなくなってしまう。それで二回、三回とくりかえし手を出してしまい、誰もが依存症になってしまう。だから最初の一回ダメ、ゼッタイ」と。

子どもたちに伝わりやすく、そして強いインパクトで記憶に残すために、思い切り単純化しているのだろうと思いますが、専門医の立場からいえば、かなり控えめにいっても、これはいささか大げさな物言い、もしくは意図的に話を盛った脅しといわざるを得ません。たとえばアルコールという中枢神経抑制薬は立派な依存性薬物です。動物実験では、その依存性は少なくともベンゾジアゼピン系の抗不安薬や睡眠薬よりは、はるかに強いことがわかっています。しかし、多くの人たちがこの薬物を日常的にたしなみ、ときには体調を崩すほど摂取する人もいますが、それでも、依存症の状態に陥る人はアルコール経験者のうちのごく一部です。

同じように、睡眠薬を常用していて、なかなかやめることができずに苦慮している人は少なくないですが、それだけでは薬物依存症とはいえません。使用量が増大し、自分の意志で服薬量がコントロールできなくなる、という依存症の状態に陥っている人は、習慣的服用者のごく一部です。少なくとも睡眠薬の量を勝手に増やして規定量以上の睡眠薬を服用したり、日中から睡眠薬を服用しないと一日をやりすごすことができなくなったりしていなければ、さしあたって薬物依存症専門医の出番ではありません。

それから、たとえば何らかの身体の病気で総合病院に入院し、外科手術を受けた患者は、術後の鎮痛のために麻薬性鎮痛薬を投与されます。これは、欧米のストリートで密売されているヘロインのような麻薬よりもはるかに強力なものです。というのも麻薬の密売人は自分たちが儲けるために、別の粉で麻薬を薄めて売りさばいていますが、病院ではそんなことをする必要はないからです。そのようにして術後の痛みを麻薬で抑え、元気になって退院した人たちが、その後、「あの快感が忘れられない。また注射してくれ」と医者に懇願したり、クスリを不法に入手すべく病院に忍び込んだりするでしょうか。

もちろん、そんな話はめったに聞きません。

なぜ一部の人だけが薬物依存症になってしまうのか。依存症のことを正しく理解するには、この視点から考えてみることが必要です。

人間は飽きっぽい動物です。そもそも、その中枢神経系からして飽きっぽい性質を備えたものとして作られています。身体依存の説明でも触れましたが、アルコールでもその他の薬物でもくりかえし使用しているうちに、中枢神経系はすぐにその作用に適応し、前と同じ量では効かなくなるわけです。これは見方を変えれば、「中枢神経系がその薬物に対する新鮮さを感じなくなり、飽きている」ということを意味します。実際、私たちはどこかの部屋に入ったときに猛烈な悪臭を感じても、しばらくすると嗅《きゅう》神経はその悪臭に適応し、いわゆる「鼻が効かなくなる」「鼻が馬鹿になる」という状態に陥ります。

飽きっぽいがゆえに、いかにすばらしいミュージシャンの名曲であっても、あるいはお笑い芸人の抱腹絶倒ネタであっても、それらがテレビでくりかえし取り上げられ、そればかり何度も見ているうちに飽きてしまいます。だからこそ、芸能界には「一発屋」と呼ばれる人たちが死屍《しし》累々《るいるい》と転がっているのではないでしょうか。飽きられないために、第二弾、第三弾と新規な刺激がどうしても必要となります。

人が薬物を摂取すると、脳に大きな「快感」が与えられ、その快感が報酬となり、快感を求めて二回、三回とくりかえし薬物を摂取するようになる――この現象は、行動分析学や実験心理学では「正の強化」と呼ばれ、人が薬物依存症になるメカニズムとしてよく引き合いに出されます。

しかし私は、その説明は薬物依存症のモデルとして不適切であると考えています。なぜなら、いま述べたように、私たち人間がとても飽きっぽい動物だからです。どんな気持ちがよいものでも、どんなに楽しいものでも、どんなにおいしいものでも、それが毎日のように続けば、確実に飽きてうんざりするはずです。したがって、むしろ私たちが考えるべきなのは、なぜ一部の人間だけが飽きずにある薬物を摂取し続けるのか、という問題です。

私はこう考えています。人間の薬物依存症は「正の強化」によって作られるのではなく、「負の強化」によって作られるのではないか、と。この「負の強化」とは、薬物を摂取することで、それまでずっと続いていた「痛み」「悩み」「苦しみ」といった苦痛が一時的に消えるという体験をし、そうした苦痛が消える体験が報酬となり、その報酬を求めてくりかえし薬物を摂取する、という現象を意味します。

もしも薬物がもたらす報酬が苦痛の緩和＝「負の強化」であったとしたら、飽きるのはかなり困難なのではないでしょうか。飽きるどころか、そのような薬物は、その人が生きるうえで必要不可欠なものとなるのではないでしょうか。

そして、この点にこそ、なぜ一部の人だけが薬物依存症になってしまうのか、という問いかけに答えるうえでの、重要なヒントがあるように思うのです。

2　薬物依存症の自己治療仮説

†依存症の本質は「快感」ではなく「苦痛」

実は、すでに一九八〇年代に、「依存症の本質は快感ではなく苦痛にある」と看破《かんぱ》した精神科医がいました。エドワード・カンツィアンという米国の精神科医です。彼は、自己治療仮説という依存症の理論を提唱し、薬物依存症の人たちは、自身が抱えている心理的・感情的な苦痛を緩和するために様々な中枢神経作用薬を使用し、その結果、最終的に乱用状態に陥っていると主張しました。

カンツィアンの考えを支持する研究は、枚挙にいとまがないほど存在します。たとえば、思春期の頃に自尊心が低かったり、否定的感情（「自分はダメ人間だ」「どうせ自分は何をやってもうまくいかない」という思い込み）を抱えていたり、あるいはうつ状態を体験したりすることは、後年、アルコールやニコチンの依存症になることを予測する危険因子の一つであることがわかっています。また、重度の成人マリファナ乱用者は、幼児期と思春期において感情的苦痛を抱え、対人関係からも孤立していた者が多い、ということを指摘する研究もあります。さらに高齢者においても、ストレスの高い職場環境にあった者は退職後の生活において飲酒量が多くなる傾向があるという報告もあります。つまり、様々な心理的苦痛はアルコールやニコチンも含めた薬物依存症と密接に関連しているというわけです。

おそらく依存症臨床に長く携わってきた援助者であれば、彼の主張に対して実感を持って納得できるはずです。実際、依存症専門外来を自ら訪れる患者はみな、決して薬物の快感が忘れられなくて苦しんでいるわけではありません。むしろ薬物を使わない状態が引き起こす苦痛——そのなかには離脱症状も含まれています——がつらくて受診しているのです。かつて薬物は自身のつらさを緩和してくれたのに、いまは使ってもさして楽にならず、さりとて使わなければなおいっそうつらく、文字通り「にっちもさっちもいかない」状況のなかで治療を決意しているわけです。

さらに、そうした薬物依存症患者が薬物を常用し始めた背景を探っていくと、やはりそれが一時的に彼らの役に立っていたことがわかります。たとえば、薬物が気分の落ち込みや不安、焦り、あるいは「死にたい」気分といったつらい感情を緩和してくれたり、薬物を使うことで一時的に仕事や勉強、あるいはセックスのパフォーマンスが高まって自分に自信が持てたり、薬物を使うことでクスリ仲間という人とのつながりによって、孤独が解消されたりする体験をしています。なかには、いつも自分にダメ出しをして暴言・暴力の絶えないパートナーとの関係に辟易しつつも、子どものためにはいまの関係に我慢するしかないと考え、いわば「つらい関係性に耐えるため」に、薬物を使って脳を麻痺させて生き延びた結果、依存症に罹患してしまった人もいます。

要するに、彼らの薬物使用を維持してきたのは、どう考えても「正の強化」ではなく、「負の強化」だったことになります。そして、それが誤った解決策であったからこそ、最終的には依存症に罹患したわけですが、少なくとも当初のうちは、自身の苦悩や苦痛を緩和するという点で「自己治療」として機能していた時期があるのです。

†併存する精神障害と薬物依存症との関係

カンツィアンはこの自己治療仮説の問題を、アルコール・薬物依存症患者に併存している、他の精神障害との関係からも考察しています。

海外の研究では、差がありますが、薬物依存症患者の三割から七割に他の精神障害が合併しており、またわが国では、薬物依存症患者の約五五パーセントに他の精神障害の合併が認められています。そして、国内外問わず、その大半で、まず先に精神障害が発症し、その後に薬物乱用が始まっています。カンツィアンはこの点に注目し、薬物の薬理作用がすでに発症した精神障害の症状を緩和するのに効果的であったからこそ、乱用状態になったのではないかと指摘しているのです。

ここで、依存症に合併することが多い精神障害をいくつかとりあげて、具体的にアルコールや薬物と精神障害との関係をもう少しくわしく説明してみましょう。

たとえば、うつ病や双極性障害などの気分障害と依存症との関係を見てみると、中高年男性のなかには、うつ病による不眠や不安・焦燥感をやわらげようとしてアルコールを用いている人がいます。実際、中高年男性のうつ病患者では様々な程度のアルコール乱用が合併していることが多い傾向があります。女性の場合には、こうした症状に対してアルコールよりも、近所の内科などから睡眠薬・抗不安薬といったベンゾジアゼピン系薬剤を処方してもらう傾向があります。そして、うつ病の治療をしないまま、それらの薬剤で症状に対処しているうちに、ベンゾジアゼピンの依存症に罹患してしまうことが少なくありません。

また、思春期・青年期発症のうつ病患者のなかには、市販薬の感冒薬や鎮咳《ちんがい》薬、鎮痛薬を好んで乱用する人がいます。そうした市販薬の特徴は、大量のカフェイン（中枢神経興奮薬）とともに、個々の作用は弱いものの、一緒に配合されることでカフェインの効果を強める、塩酸メチルエフェドリン（覚せい剤原料のエフェドリンと類似した成分）やマレイン酸クロムフェニラミン（抗アレルギー作用を持つ抗ヒスタミン薬成分）が含有されていることです。おそらく彼らなりに自身の気分の落ち込みや無気力さを改善したいと考え、そうした市販薬を乱用してきたのでしょう。同じように、覚せい剤依存症患者のなかにも、思春期・青年期に発症したうつ病の症状を緩和するために覚せい剤を用いていたと思われる人がいます。

さらに、統合失調症の患者のなかには、自殺や殺害を命令してくる非常につらい幻聴を消す、あるいは、幻聴が消えないまでもその声のボリュームを落とし、多少でも無視できるようにしようとして、大量のアルコールを乱用したり、大麻を使用したりする人もいます。

それから、地域の作業者やデイケアで社会復帰訓練を受けている慢性期の統合失調症患者のなかには、ヘビースモーカーが非常に多く、また、濃厚なインスタントコーヒーやコーラを大量に飲んでいる人が少なくありません。ニコチンもカフェインもともに弱い中枢神経興奮薬です。彼らがこうした薬物を大量に必要とする背景には、統合失調症の慢性期に持続するやっかいな陰性症状（意欲減退、疲れやすさ、何をしても実感がわかない感覚などの症状で、治療薬でコントロールしにくい。逆に陽性症状とは、幻聴や妄想などの症状を指し、治療薬でコントロールしやすい）を、彼らなりに少しでも改善させたいという無意識の思いがあり、それが大量のニコチンとカフェインの摂取につながっている可能性があります。

第1章でも触れたように、注意欠如・多動症（ADHD）もまた、薬物依存症と密接に関連があります。海外の研究によれば、子どもの頃のADHD症状が続いている一般成人のあいだで最も広く乱用されている物質は、ニコチンとマリファナであるといわれています。この二つの物質は、鎮静と刺激という両方向性の薬理作用を持っており、鎮静作用によって多動や焦燥を緩和するとともに、中枢刺激作用によって集中力を増すことができます。また、依存症専門病院で治療を受けている成人のADHD患者のあいだで、最も多く選択されている薬物は、何といっても覚せい剤やコカインなどの中枢神経興奮薬です。これらの薬物はADHD治療薬であるメチルフェニデートと同様の薬理作用を持っており、少なくとも一時的には患者の生活機能の改善に役立っています。実際、わが国の薬物依存症の臨床現場でも、無意識のうちにADHD症状に対する自己治療として覚せい剤を使ってきたという患者には、まれならず遭遇します。

そして、忘れてはならないのが、外傷後ストレス障害（PTSD; posttraumatic stress disorder）です。これもまた薬物依存症と関連が深い精神障害です。特に女性の薬物依存症患者では性暴力被害の体験者が少なくありません。そのような患者の多くは、自身が罹患するPTSD症状に対処するためにアルコールや薬物で対処しているうちに依存症に罹患してしまっています。彼女たちは、たとえば日中に飲酒したり、ベンゾジアゼピン系の睡眠薬を摂取することで、他者に対する警戒的な態度を緩和し、社会生活に適応しようとしています。あるいは、自尊心の低さや虚無感、離人感、失快楽症を改善したり、意欲増進や気分高揚を意図して、覚せい剤のような中枢神経興奮薬を用いている人もいます。また、トラウマ記憶のフラッシュバックから生じる、耐えがたい激しい怒りや暴力的衝動を抑えようとして、ベンゾジアゼピン系薬剤を過量服薬し、意識活動を「シャットダウン」させようとする人もいます。

一般に、アルコール・薬物依存症を合併するPTSD患者は、そうした合併症のないPTSD患者に比べると、就労などの生活機能や対人関係などの社会的機能が高いといわれています。これは、アルコールや薬物が一時的にはPTSD症状を緩和するのに役立っているためですが、それだけに、こうした患者が急に断酒・断薬をした場合には、精神状態が悪化したり、自殺リスクが急激に高まったりすることがあります。

†なぜ「その薬物」を選択したのか

こうした依存対象薬物の選択は、何らの精神障害も合併していない薬物依存症の人にも同じように見られます。

薬物依存症患者を見ていると、興味深い現象に気づきます。多くの患者は、現在、治療対象となっているのはせいぜい一、二種類の薬物ですが、過去、薬物を覚えたての時期には様々な薬物を試み、そうした薬物遍歴の末に「自分好み」の薬物にたどり着いていることが多いのです。

たとえば、現在、治療の対象となっている薬物は市販の咳止め薬だが、過去には覚せい剤やコカインを使ったこともあるということはめずらしくありません。患者自身は、「いろいろ試したけど、自分には咳止め薬が一番合っていた」などと語ります。あるいは、過去には覚せい剤を使用したこともあり、また、海外渡航時にはヘロインも試してみたが、「どれも自分には合わなかった。自分はやっぱり大麻が一番しっくりくる」という患者もいますし、「俺はやっぱりアルコールが一番いい」という患者もいます。

ここで重要なのは、そのような薬物遍歴の末に最終的に選択する薬物が、必ずしもこれまでに経験した薬物のなかで薬理学的な依存性が最も強いものとは限らない、という事実なのです。もちろん、法規制の有無や入手しやすさといった社会的要因も無視できませんが、多くの場合、それだけでは説明がつきません。そこから推測されるのは、中枢神経に対する作用、あるいは効果発現の強さや速さといった性質が、最も自分のニーズにマッチした薬物を選択している、という可能性です。

実は、こうした傾向は薬物依存症の人に限った話ではなく、正常範囲内の習慣的飲酒者や喫煙者の場合にも同様な現象が見られます。習慣的に飲酒する人の場合、アルコールを覚えたての時期には様々な種類、様々なアルコール濃度のアルコール飲料を試し、そうした遍歴を経て、自分が最も好み、よく用いるアルコール飲料が定まってきますし、同時に、そうしたアルコール飲料の摂取方法——たとえばストレートか水割りか、あるいはオンザロックか——もパターン化してきます。喫煙者でも同様です。タバコを覚えたての時期には、様々な銘柄、様々なニコチン濃度の銘柄を試し、最終的に自分好みの銘柄が定まると、長期にわたってその銘柄ばかりを喫煙します。要するに、自分の体質やニーズに合った中枢神経作用薬の強度の商品を選択するわけです。

いずれにしても、薬物依存症の人が薬物をくりかえし使うのは、それが少なくとも一時的には、彼らが生きるうえで役に立っているからではないか——これが、カンツィアンが提唱する自己治療仮説の考え方です。

このことは、何らの精神障害も合併していない人にも当てはまります。人は誰でも日々の生活のなかで何らかの課題——それは仕事かもしれませんし、人間関係全般かもしれません——を抱えているものです。もちろん、その課題は人によって異なるはずです。たとえば、人前での不安や緊張、あるいは、日中の興奮がなかなか静まらずに夜間の不眠が課題となっている人ならば、中枢神経抑制薬はそうした課題を解決するのに役立つ可能性があります。逆に、活動的・精力的である必要があったり、疲労感との戦いが課題となったりしている人ならば、中枢神経興奮薬が役に立つでしょう。

要するに、最終的には薬物のせいで生活が破綻したからこそ、薬物依存症の治療を求めてやってきたわけですが、少なくとも使い始めの一時期は、薬物はその人にとって役に立っていたはずなのです。それは、あたかも「心の松葉杖」として彼らを支え、日々の生活における活動性を維持し、興奮と鎮静のバランスを維持するのを助けてくれていたのだと思います。

†「コントロールできない苦痛」を「コントロールできる苦痛」に

さて、ここまで私は、「薬物依存症の本質は苦痛を緩和するための自己治療である」といった趣旨のことを述べてきました。しかし、それだけですべての依存症患者のことを説明できないのもまた事実です。なかでもやっかいなのは、依存症患者のなかには、苦痛を緩和するというよりも、あえて自らに苦痛を与えているようにしか見えない人もいるということです。たとえば、苦闘のすえにやっとのことで断薬へと至り、その状態を数ヶ月間、ときには数年間という長きにわたって、平和で穏やかな日々を続けてきたのに、ささいなきっかけで薬物の再使用をしてしまう、という事態です。

私自身の臨床経験を振り返っても、患者の精神状態が表面上は落ち着き、これといった悩みごとのない時期――「もう大丈夫」と思ったり、退屈を感じたりしたとき――に、ほとんど唐突に薬物を再使用する、という局面に何度となく遭遇してきました。

もちろん、そのようにして再使用したところで快感を覚えるのはほんの一瞬、それこそ線香花火のようなはかない短い時間だけでしかなく、むしろ、その後には苦痛――心身の苦痛だけではなく、怒り、落胆する家族からの侮辱の言葉、ときには失職や逮捕――が長く続き、本人を責め苛むのが、お決まりのパターンです。そのことは、誰よりも患者自身が、これまでの経験から嫌というほど理解しているはずなのですが、薬物に対する欲求を抑えることができないのです。

こうした現象は、「快楽の誘惑に負けて」という従来の説明はもとより、「苦痛の軽減」という自己治療仮説でもうまく説明できません。あえて説明しようとすると、精神分析医ジグムント・フロイトの「死の本能にもとづく反復強迫」とか、あるいは、同じく精神分析医カール・メニンガーの「慢性自殺」といった古めかしい言葉を持ち出して、「依存症者は無意識のなかに自己破壊的衝動があり……」などと、苦しい理屈をこねるしかなくなります。

しかしカンツィアンらは、依存症者は決して自己破壊的な意図からそのような再使用におよんでいるのではないと指摘しています。彼によれば、そのような「長く続く苦痛しかもたらさない」薬物摂取行動でさえも、基底に存在する苦痛の緩和に役立っている可能性があるというのです。すなわち、依存症者は、自分には理解できない不快感を、自分がよく理解し、使い慣れた薬物が引き起こす不快感と置き換え、それによって、「コントロールできない苦痛」を「コントロールできる苦痛」へと変えているというわけです。もう少し抽象度の高い表現で言い換えれば、通常の自己治療的な薬物使用が、薬物を使って痛みの「量」を変える対処だとすれば、一見自己破壊的な薬物使用は、薬物によって痛みの「質」を変える対処ということになります。

カンツィアンらによれば、こうした、「別の苦痛」を用いた苦痛の緩和は、トラウマ体験を持つ薬物依存症患者で認められることが多いといいます。外傷記憶はしばしば生活史の文脈から切り離され、封印され、凍結保存されていますが、何かのきっかけで侵入的回想（思い出したくないのに、勝手に過去の嫌な出来事が脳裏に浮かんでくる現象）が生じると、その記憶は瞬時にして封印が解かれ、あるいは解凍されてしまうのです。その結果、患者はコントロールできない感情的苦痛に圧倒され、突発的な自殺衝動や暴力の爆発といった破壊的行動におよぶ危機に瀕します。そのようなときに、これまで慣れ親しんできた、「中枢神経作用薬」というコントロールできる苦痛は、侵入的回想から意識をそらし、少なくとも一時的には破壊的行動を回避するのに役立っている可能性があると主張しているのです。

この説明は、アルコールや薬物の使用のみならず、過食・嘔吐や反復性自傷といった、一見、自己破壊的に見えるアディクション的な行動を理解する際にも有用かもしれません。実際、自傷行為をくりかえす患者のなかには、自らの身体を傷つける理由として次のように語る者がいます。

「心の痛みを身体の痛みに置き換えている。心の痛みは意味不明で怖いけど、身体の痛みならば、「あ、ここに傷があるから痛くて当然なんだ」って納得できる」

この患者の言葉は、まさに理解不能な苦痛を理解可能な苦痛で置き換えるプロセスを物語っているような気がします。

†自己治療仮説の意義

自己治療仮説は、最初に提唱された一九八〇年代半ば以降から今日まで、依然として実際の臨床に資する、「生きた理論」であり続けています。精神医学の世界全体を見わたしてみても、これほど息の長い臨床上の作業仮説はそうそうありません。これも、この理論の妥当性と有用性ゆえのことだと思います。

この理論がもたらした最も重要な功績は、薬物依存症患者に対する捉え方を、それまでの「快楽をさんざん貪ってきた者」から「物質を用いて苦痛を生き延びてきた者」へと転換し、治療や援助の対象であることを多くの専門職に広めた点にあります。

実際、この自己治療仮説からは、薬物依存症支援におけるとても重要なヒントが見えてくるように思うのです。

前にも述べましたが、薬物を「やめること」は簡単です。どれだけ重症の薬物依存症患者でも何度も薬物をやめています――数日、あるいは数時間というオーダーですが。むずかしいのは、「やめ続けること」です。なぜむずかしいのかといえば、おそらくその薬物は一時的には「心の松葉杖」として機能し、自分を助けてくれていたからです。

実際、依存症患者の多くが、アルコールや薬物の使用量が増加した時期には何らかの苦痛を抱えたり、現実生活で困難に遭遇したりしています。そして、そうした苦境を乗り越えるのに、アルコールや薬物などの中枢神経作用薬は確実に、一時的には役に立ったはずなのです。また、それらはその人が抱えていたコンプレックスや生きづらさを一時的に解消し、彼らが長年悩んでいた弱点を補ってくれたはずなのです。さらには、中枢神経作用薬が引き起こす苦痛のおかげで、自らを圧倒する巨大な苦痛を紛らわせ、一時的に生き延びさせてくれた可能性さえあるのです。

薬物をやめ続けるということは、そのような「心の松葉杖」を手放し、筋肉が萎縮しきったひ弱な脚で歩き続けることを意味します。つまり、思うに任せぬ脚のもどかしさに耐えながら、杖なしに紆余《うよ》と起伏に満ちた悪路を進むことに他なりません。回復の過程でたびたび薬物の再使用がくりかえされるのは、まさにこういった事情ゆえのことなのです。

その意味では、私たち援助者が薬物依存症者に問いかけなければならない質問は、「その薬物はあなたにどんなダメージを与えたのか」だけでは不十分です。その質問に加えて、「その薬物はあなたにどんな恩恵をもたらしてくれたのか」と問いかけることこそが重要なのです。そして、治療や援助とは、その「恩恵＝心の松葉杖」の代わりになる、健康的で安全な「心の松葉杖」を探し出し、提供することに他なりません。

こういいかえてもよいでしょう。「薬物依存症の回復支援とは、薬物という「物」を規制・管理・排除することではなく、痛みを抱える「人」の支援なのだ」と。

†「孤立の病」としての薬物依存症——「ネズミの楽園」実験

最後に、ぜひ紹介しておきたい、とても興味深い実験があります。

一九七八年にサイモン・フレーザー大学のブルース・アレクサンダー博士らが行った、「ネズミの楽園」と呼ばれる有名な実験です。

この実験では、三二匹のネズミが、ランダムに一六匹ずつ、居住環境の異なる二つのグループに分けられました。一方のネズミは、一匹ずつ金網の檻のなかに隔離され（「植民地ネズミ」）、そして他方のネズミは、広々とした場所に雌雄一緒に入れられました（「楽園ネズミ」）。

ちなみに、楽園ネズミに提供された広場は、まさに「ネズミの楽園」でした。床には、巣を作りやすい常緑樹のウッドチップが敷き詰められ、いつでも好きなときに好きなだけ食べられるように十分なエサも用意されました。また、所々にネズミが隠れたり遊んだりできる箱や缶が置かれ、ネズミ同士の接触や交流を妨げない環境になっていました。

アレクサンダー博士らは、この両方のネズミに対し、ふつうの水とモルヒネ入りの水を用意して与え、五七日間観察したわけです。その際、ふつうの水にモルヒネを溶かすと、非常に苦くなってしまい、とても飲めた代物ではなくなってしまうので、砂糖水にモルヒネを溶かし、ネズミたちにとって飲みやすいものにしました。

その結果は実に興味深いものでした。植民地ネズミの多くが、孤独な檻のなかで頻繁かつ大量のモルヒネ水を摂取しては、日がな一日酩酊していたのに対し、楽園ネズミの多くは、他のネズミと遊んだり、じゃれ合ったり、交尾したりして、なかなかモルヒネ水を飲もうとしなかったのです。途中で、植民地ネズミのモルヒネ水を、砂糖水ではなく、ふつうの水に溶かし、苦くてまずいモルヒネ水に切りかえましたが、それでも檻の中のネズミは普通の水ではなく、モルヒネ水を飲み続けました。

この実験結果こそが、「なぜ一部の人だけが薬物依存症になるのか」という問いの答えではないでしょうか。それは、自らが置かれた状況を「檻のなか」――孤独で、自身の自由な裁量を剝奪された環境――のように感じている人の方が、「楽園」と感じている人よりも薬物依存症になりやすいということです。このことは、本章で述べてきた、自己治療仮説と見事に符合する知見といえるでしょう。

ところで、この実験には続きがあります。アレクサンダー博士らは、今度は、檻のなかでモルヒネ水ばかりを飲んでは酔っ払っていた植民地ネズミを一匹だけ、楽園ネズミのいる広場へと移したのです。すると、広場の中で楽園ネズミたちとじゃれ合い、遊び、交流するようになりました。

それだけではありません。驚いたことに、少し前まで檻のなかですっかりモルヒネ漬けになっていたネズミが、けいれんなど、モルヒネの離脱症状を呈しながらも、いつしかモルヒネ水ではなく、ふつうの水を飲むようになったのです。

この実験結果が暗示しているものは、一体何なのでしょうか。私が思うに、それは、薬物依存症からの回復は、檻に閉じ込めて孤立させておくよりも、コミュニティのなか、仲間のなかの方が促進される、ということです。だとすれば、専門病院をたくさん作ったり、何か特定の治療法を開発したりといったこと以上に必要なことがあります。それは、薬物依存症から回復しやすい社会の存在です。

では、薬物依存症から回復しやすい社会とはどのような社会でしょうか。

この点について、改めて次章で考えてみたいと思います。

第9章

安心して「やめられない」といえる社会を目指して

1 「やりたい」「やってしまった」「やめられない」の意味

†逮捕時の「ありがとう」

二〇一六年六月、ある著名人が覚せい剤取締法違反で逮捕されました。その際、その人が逮捕される際に麻薬取締官にいった、「ありがとうございます」という発言が、マスメディアのあいだでちょっとした話題になったのを覚えているでしょうか。

私はこの一件を生涯忘れないでしょう。というのも、この一件に関して、あるワイドショー番組でタレント・コメンテーターがしたコメントに、私は心底腹が立ったからです。

そのコメントとは、「ありがとうなんて軽いね。反省が足りない」というものでした。

これまで私は、何人もの覚せい剤依存症患者が、「逮捕された瞬間、思わず「ありがとう」っていってしまった」と苦笑まじりに語るのを聞いてきました。その理由を問うと、誰もが一様にこういいました。「これでやっとクスリがやめられる、もう家族に嘘の上塗りをしないでいい。そう思ったら、何だかホッとしてしまって」と。

実は、依存症者にとってあれほど正直な言葉はないのです。その後、裁判が始まれば、何とかして刑務所行きだけは避けたくて、たくさんの嘘をつくことになります。たとえば、本当は一〇年前から薬物を使っていたはずなのに「一年前から始めた」と嘘をつき、毎日のように使っていたはずなのに「月に一回程度使っていた」と嘘をつきます。しかし、逮捕された瞬間だけは、思わず正直な気持ちを吐露してしまうわけです。ですから、あの「ありがとう」という言葉が意味するのは、その人がそれだけ悩んでいた、苦しんでいたということなのです。「軽い」「反省が足りない」などという批判は見当違いもはなはだしいというべきでしょう。

†なぜ「やりたい」が進歩なのか

それにしても、つくづく薬物依存症者は誤解されていると思います。本書のなかでもくりかえし述べてきましたが、薬物依存症からの回復に必要なのは、安心して「クスリをやりたい」「やってしまった」「やめられない」といえる場所、そういっても誰も悲しげな顔をしないし、不機嫌にもならない、自分に不利益が生じない安全な場所です。

薬物依存症の人が「クスリをやりたい」とわざわざいうのは、「やりたいけど、その欲求を何とかしたいと思っているから」です。そうでなければ、彼らは黙ってこっそり薬物を使いますし、少なくとも治療につながる前までは、そんな風にして薬物を使ってきたはずです。そして、「やってしまった」というのは、「うっかり失敗してしまったが、このまじゃいけない。自分は変わらなきゃいけない」という気持ちの表れです。さらに、「やめられない」というのは、「もう自分の意志の力ではどうにもならない、助けてほしい」という思いが込められていて、まさに治療につながるきっかけとなる言葉です。私たち依存症支援の専門家は、回復の第一歩として手放しで褒めるポイントなのです。

そう考えてみると、薬物依存症から回復しやすい社会とは、「薬物がやめられない」と発言しても、辱められることも、コミュニティから排除されることもない社会です。それどころか、その発言を起点にして多くの援助者とつながり、様々な支援を受けることができる社会――つまり、安心して「やめられない」といえる社会ということになります。

ところが、世間一般の人たちは、身近な人からこういわれたらどう反応するでしょう。

おそらく発言した人は「反省が足りない」「ふざけるな」などと非難され、その人格やそれまでの人生の生きざまのすべてを否定されて、社会から排除されるのがオチではないでしょうか。

しかも、そのような「辱めと排除」は、しばしば「犯罪抑止」という理由から正当化されています。曰く、「どうせ治りっこない薬物依存症の治療なんかに力を入れるより、新たに薬物依存症を作らないことに注力した方が効率的だ。それには、取り締まりの強化に加え、薬物犯罪をおかした人への社会的制裁こそが抑止力となる」

本当にそうなのでしょうか。「辱めと排除」のような社会的制裁が薬物犯罪の防止に有効である、という科学的根拠は存在するのでしょうか。

2　必要なのは「排除」ではなく「つながり」

†厳罰主義が孤立を生む

いま世界中の多くの国が、かつての薬物依存症者を辱め、排除する政策を反省しています。

歴史的に見ると、最初に大規模な「辱めと排除の政策」をとったのは米国でした。一九七一年、ニクソン大統領は、ニューヨーク市における薬物乱用者の増加を憂い、「米国人最大の敵は薬物乱用だ。この敵を打ち破るために、総攻撃を行う必要がある」と述べ、薬物犯罪の取り締まり強化と厳罰化という「薬物戦争」政策を開始したのです。

その結果はどうだったでしょうか。

学術的な解析によって明らかにされたのは、実に皮肉な結果でした。取り締まり強化に莫大な予算を投じたにもかかわらず、米国内の薬物消費量は増加の一途をたどり、薬物に関連する犯罪やそれによる受刑者、そして死亡やＨＩＶ感染症などの健康被害が激増したからです。そして、厳しい規制が闇市場に巨大な利益をもたらし、かえって反社会的組織を大きく成長させてしまっていたのです。

こうした検証結果を踏まえ、「戦争」開始から四〇年を経過した二〇一一年、薬物政策国際委員会（各国の元首脳などからなる非政府組織）は、米国の薬物政策を再検討した結果、ある重大宣言をしました。それは、「米国の薬物戦争にもはや勝利の見込みはない。この戦争は完全に失敗だった」という敗北宣言でした。さらに同委員会は各国政府に向けて、薬物依存症者に対しては刑罰ではなく医療と福祉的支援を提供するよう提言をしたのです。

世界保健機関（ＷＨＯ）もこの動きに呼応しました。二〇一四年に公表したＨＩＶ予防・治療ガイドラインのなかで、各国に規制薬物使用を非犯罪化し、刑務所服役者を減らすよう求めるとともに、薬物依存症者に適切な治療、および、清潔な注射針と注射器を提供できる体制を整えることを提案したのです。

†ハームリダクションとは何か

前述したような公衆衛生政策は、近年、「ハームリダクション」(harm reduction)と呼ばれ、薬物使用による二次被害を減らす試みとして注目されています。すでに第3章で私は、国家的な薬物対策には、「供給の低減」(supply reduction:危険な薬物に対する取り締まり強化・規制強化)だけでなく、「需要の低減」(demand reduction:薬物再乱用防止、薬物依存症の治療)も必要不可欠であるといいました。しかし実をいえば、この二つの対策がそろったとしてもまだ不十分なのです。というのも、どれだけ周到な対策を行っても、それでもなお薬物を使用する人はゼロにはならないからです。そこで、そのような人たちが薬物を使用した際には、それによって引き起こされる健康被害や社会安全を脅かす問題を少しでも低減するために、ハームリダクション=二次被害の低減のための方策が必要となってくるわけです。

薬物依存症者を犯罪者とすれば、彼らは地下に潜ってしまい、社会から孤立した状態で薬物を使い続けるだけです。そのなかで、不潔な注射針を使い回してＨＩＶなどの感染症を拡大し、あるいは、誤って過量に注射して死亡したりしてしまいます。一人親の女性薬物依存症者であれば、逮捕されるのを恐れて子育ての相談ができないまま、子どもをネグレクトし、死亡させてしまうケースもあります。いずれも犯罪化による孤立が招いた悲劇です。

ハームリダクション政策として最もよく知られているのは、「注射室」の設置です。ヨーロッパのいくつかの国、あるいはオーストラリアでは、街中に看護師が常駐する「注射室」を設けて、そこでならば清潔な注射器を使い、安全な薬物使用法の指導を受けながら薬物を使えるようにしています。同時に、そこで治療プログラムや自助グループに関する情報を入手したり、子育ての相談に乗ってもらえたりします。こうした活動は、少なくともＨＩＶ新規感染者や過量摂取による死亡者を著しく減少させ、多くの薬物依存症者を治療につなげるのに成功しています。

要するに、「辱めと排除」による薬物犯罪の防止は、薬物依存症に悩む人をますます孤立させる施策として、いまや国際的には時代遅れなものとなっているわけです。

†ポルトガルの大胆な薬物政策

ところで、ヨーロッパの先進諸国がこのような保健政策への舵を切った、一つの大きなきっかけは、ポルトガルが行った大胆な薬物政策の成功にありました。

二〇〇一年、ポルトガル政府は、あらゆる薬物の少量所持や使用を許容することを決定しました。そのうえで、薬物を使用する人たちを刑務所に収容して社会から排除するのではなく、依存症治療プログラムや各種福祉サービスの利用を促すとともに、社会での居場所作りを支援し、孤立させないことを積極的に推し進めたのです。

具体的には、薬物依存症者に対する就労斡旋サービスの拡充、薬物依存症者を雇用する経営者への資金援助、さらには、起業を希望する薬物依存症者への少額の融資などです。いいかえれば、これまで薬物依存症者を辱め、社会から排除するために割いていた予算を、逆に彼らを再び社会に迎え入れるために割り当てたわけです。

もちろん、反対意見もありました。それは、「非犯罪化によって、より多くの若者たちが薬物に手を染め、治安の悪化を招くのではないか」という懸念です。

しかし結果的に、この実験的政策は劇的な成功をおさめました。政策実施から一〇年後にあたる二〇一一年の評価において、ポルトガル国内における注射器による薬物使用、薬物の過剰摂取による死亡、さらにはＨＩＶ感染が大幅に減少し、治療につながる薬物依存症者も著しく増加しました。しかし、何よりも最も重要な成果は、一〇代の若者における薬物経験者の割合が減少したということでしょう。

ポルトガルの成功が意味するものは何でしょうか。それは、薬物問題を抱えている人を辱め、排除するのではなく、社会で包摂すること、それこそが、個人と共同体のいずれにとってもメリットが大きい、という科学的事実ではないでしょうか。

今日、欧米の先進国では、アディクション（Addiction：依存症、あるいは、酒や薬物に溺れた状態）とは「孤立の病」であり、その対義語は、もはやソーバー（Sober：しらふの状態）やクリーン（Clean：薬物を使っていない状態）ではなく、コネクション（Connection：人とのつながりのある状態）であるという認識が広まりつつあります。その意味では、薬物事件で逮捕された著名人をメディアがこぞってバッシングし、業界のみならず、社会から排除してしまうわが国は、いまだに閉鎖的で偏見に満ちた「村社会」のように感じられます。

そのようなわが国のなかで、私なりに少々自負していることがあります。それは、これまで自分が薬物依存症分野でやってきた仕事とは、要するに、このコネクションを高めるためのものであった、ということです。

たとえば、スマープは、患者が「ソーバー」もしくは「クリーン」であるか否かにこだわらずに、ともすれば治療からドロップアウトしそうになる薬物依存症患者を、まずは治療の場につなぎ止めることを最重要視するプログラムです。加えて、援助者の薬物依存症患者に対する苦手意識を低減し、援助者と当事者との距離を縮めるのを助けるツールでもあります。

そして、「声の架け橋」プロジェクトもまた然り。それは、薬物依存症に悩む人を地域で孤立させず、薬物のことを一人で悩まないですむように、「おせっかい電話」を通じて、様々な社会資源との出会いの場を作る試みといえるでしょう。

3　薬物乱用防止教育の問題点

†偏見と差別の温床

私はかねてより、中学校や高校で広く実施されている、あの薬物乱用防止教育が、わが国における薬物依存症者の孤立に無視できない影響を与えている可能性、そして、あの場が回復しにくい社会の「培地《ばいち》」となっている可能性を疑ってきました。

その意味では、ここでやはり薬物乱用防止教育に触れないわけにはいきません。

正直に告白すると、私は中学校や高校で薬物乱用防止の講演をするのが苦手です。何となく自分の本意とは異なる、また、自身の臨床経験での実感とは異なる「嘘の話」を、むりやり話させられている感覚がどうにも拭いがたいのです。

いまから二〇年近く昔の話です。ある中学校から講演を依頼された私は、駆け出しの自分ではリアリティのある話ができないと思い悩みました。そこで、ダルクの職員をやっている、知り合いの薬物依存症の回復者にも一緒に登壇してもらって体験談を話してもらおうと計画したわけです。

しかし、その計画を学校側に交渉したところ、学校側からは、「それはやめてほしい」と断られてしまったのです。その理由を聞いて驚き、かつ呆れました。

「薬物依存症の回復者がいることを知ると、「薬物にハマッても回復できる」と油断して、薬物に手を出す子どもが出てくるから」

後日、学校から登壇の許可が出なかったことを、あらかじめお願いしておいたダルクの職員に伝えると、彼は、苦笑まじりに次のようなことを教えてくれました。

「まあ、そういうのはときどきありますよ。運よく登壇が許可されても、「かっこいい服装でこないでほしい。できればジャージとか、ヨレた感じの服装でお願いします」なんて変な注文をつけられたこともあるんです」

要するに、学校側は、あくまでも「こんな風になってはいけない」という人物の見本、廃人になりかけたゾンビのような薬物依存症者、つまりは「見世物」として当事者を登壇させていた時期が確実にあった、というわけです。

もちろん、これは二〇年前の話なので、最近ではさすがにここまでひどい対応はないとは思いますが、だからといって、学校におけるこうした姿勢が本質的に変化しているかどうかは、私はいまもって疑問視しています。

私がそう考える根拠になった体験を紹介しておきましょう。

数年前まで私は、文部科学省から依頼され、全国高校生薬物乱用防止ポスターコンクールの審査員を引き受けていました。絵心などまったくない人間ですが、薬物依存症の専門家ということで声がかかったようです。

これは実に退屈な仕事でした。国内の各地域で行われた予選を勝ち抜いた作品が、あまりにも画一的で没個性的だったからです。とにかく、みんな似たような絵柄でした。いずれのポスターも、中央に目が落ちくぼみ、頰がこけた、ゾンビのような姿の薬物乱用者が描かれ、しかも広げられた両腕の手には注射器が握られ、背後から子どもたちに襲いかかろうしている――そんな構図ばかりなのです。各学校でどのような薬物乱用防止教育がなされているのか、ありありと目に浮かぶようでした。

ここではっきりと断言しておきます。そんなゾンビのような外見の薬物依存症者はめったにいません。そんな姿をしている薬物依存症者はもうすぐ死ぬ人であって、子どもたちに薬物を勧めるくらい元気のある乱用者は、それこそ「EXILE TRIBE」のメンバーのなかに混じっていても不思議ではないような、格好いいルックスのイケてる先輩、健康的な体軀をした憧れの「アニキ」といった雰囲気の人であることの方が多いのです。少なくともゾンビとは似ても似つかない人たちです。だからこそ、子どもたちは油断してしまうのです。おまけに、彼らはとても優しく、これまで出会ったどんな大人よりも自分の話を聞いてくれ、自分の存在を認めてくれる人なのです。

勧められた子どもたちのなかに、すでに様々なつらい体験を通じて、「大人は信用できない」「親や学校の先生はすぐに嘘をつく」と思い込むに至った子がいれば、おそらくこう思うでしょう。「薬物を一回でも使うと廃人になるなんて嘘だったんだ。やっぱり大人は嘘つきだ」。だからこそ、子どもたちのなかには、薬物を勧められたさいに、「ノー」といわない子が一部で確実に存在するわけです。

要するに、薬物依存症者に対する偏見や差別感情を植えつけるような教育をすることによって、かえって子どもたちをリアルな危険から守ることに失敗している可能性があるのです。

†「ダメ。ゼッタイ。」ではダメ

大嫌いな薬物乱用防止講演ではありますが、それでも立場上、依頼されると、断りにくいのも事実です。それで、かつては私も、気乗りしないのを我慢して、あちこちの中学校や高校に赴き、例の「ダメ。ゼッタイ。」的な講演をしていた時期がありました。

その際、なかなか意義が見出せず、講演するモチベーションが盛り上がらない自分を少しでも鼓舞すべく、講演先の中学校や高校の生徒を対象として、無記名の自記式アンケート調査を行うようにしていました。しかし意外にも、そのアンケート結果は、大きな衝撃とともに、薬物乱用防止教育のあり方を考えるうえでの重要なヒントを与えてくれたのです。

アンケート結果が明らかにした事実は以下のようなものでした。まず、生徒の約一割は、リストカットなどの自傷行為におよんだ経験があったということです。そして、その一割の自傷経験のある生徒は、他の生徒に比べて、自尊心尺度の得点が低く（＝自尊心が低く）、早くから飲酒や喫煙の経験がある者、また、市販の鎮痛薬や風邪薬をひそかに乱用した経験を持つ者が多いということでした。さらに、彼らのなかには、身近な知り合いに大麻や覚せい剤、シンナーといった違法薬物を使った人がいる者、あるいは、自身もそうした薬物の誘いを受けた経験のある者も多く含まれていたのです。こうした結果は、この自傷経験のある一割の生徒たちこそが、将来、薬物乱用のハイリスク群であることを示唆していました。

しかし、そうした結果よりもさらに衝撃を受けた結果がありました。そのアンケート調査の末尾には、私が行った、「ダメ。ゼッタイ。」的な薬物乱用防止講演に関する感想を書くための自由記載欄がありました。その結果を見て、私は愕然としたのです。

というのも、大半の生徒たちが、私の講演について「薬物は怖いと思った」「絶対に手を出さないと決心した」「薬物を使う奴はばかだ」など、ほぼこちらの期待通りの模範的な感想を書いていたのに対し、自傷経験のある一割の生徒たちの感想はというと、そろいもそろって、「自分の身体を傷つけるだけで、人を傷つけているわけじゃないのだから、薬物を使いたい人は勝手に使えばいい」――これは、治療を拒む薬物依存症患者の決まり文句です――という言葉を書き連ねていたからです。

「もしかすると」と、そのとき私は考えました。「私の「ダメ。ゼッタイ。」的な講演は完全に無駄だったのではないか」と。すでに飲酒や喫煙、市販薬の乱用を通じて、「気分を変える薬物」に対する心のハードルが下がっていて、その気になれば薬物を入手できそうな危なっかしい人間関係のなかにいる生徒、そして、すでに自分の身体を傷つけている子どもたち――この子たちにこそ、私はメッセージを届けなければならなかったはずです。それなのに、そのもくろみは見事に失敗したことになります。

おそらく自傷経験のない九割の子どもたちは、少なくともこの安全な日本という国のなかでは、私の講演など聞かなくとも、生涯、薬物とは縁のない生活を送るでしょう。その一方で、自分の健康を害することに抵抗感の乏しい一割の子どもたちは、私の講演を聞こうが聞くまいが、やっぱり薬物に手を出すのではないでしょうか。このことは何を意味しているでしょうか。そうです、「ダメ。ゼッタイ。」では効果がない、つまり「ダメ。ゼッタイ。」ではダメだということです。

†共生社会の実現を阻むキャッチコピー

「ダメ。ゼッタイ。」的な講演は、単に効果がないだけではすまない可能性もあります。将来、薬物に手を出すリスクの高い子どものなかには、すでに親がアルコールや薬物、あるいはギャンブルといった依存症関連の問題を抱えていることが少なくないことを忘れないでほしいのです。その意味で、薬物乱用防止教育に携わる人たちは、「ダメ。ゼッタイ。」的な乱用防止教育がリスクの高い者を孤立させるばかりか、リスクをいっそう高める危険性をたえず自覚しておく必要があるでしょう。

私はある患者の言葉がいまでも忘れられません。彼はかつて私にこう語ったのです。「中学時代、薬物乱用防止講演で警察の人が来て、「覚せい剤やめますか、それとも人間やめますか」とくりかえしていた。つらかった。当時、父親は覚せい剤取締法で逮捕され、刑務所に入っていた。「俺の父親は人間じゃないのか。だったら、子どもの俺もきっと人間じゃないな」と思った。それで自暴自棄になって、自分から不良グループに近づき、自分から求めて覚せい剤に手を出した」

もちろん、こういった子どもは学校の教室のなかではごく少数派でしょう。しかし、そのような子どもこそが薬物乱用の超ハイリスク群であることを忘れてはなりません。

確かに、わが国の薬物乱用防止教育は一定の成果を上げているのでしょう。現に、欧米に比べて、わが国民の違法薬物の生涯経験率が著しく低いのも、そうした教育の成果なのでしょう。

しかしその一方で、そうした予防教育や啓発的キャンペーンが薬物依存症を抱える人たちへの偏見や差別意識、あるいは優生思想的な考えを醸成し、薬物依存症者の回復を妨げ、さらには、障害を抱えた人との共生社会の実現を阻んできた可能性はないでしょうか。事実、新たに地域に薬物依存症者回復施設が設立されると、必ずといってよいほど、地元住民の設立反対運動が沸き起こります。そうした住民たちは、約三〇年前、民放連による啓発キャンペーンのキャッチコピー、「覚せい剤やめますか、それとも人間やめますか」によって洗脳された結果、回復を目指す薬物依存症者のことを「人間をやめた人たち」と見なすに至った可能性はないでしょうか。

以上のような経緯から、現在、私は、学校における薬物乱用防止教育について、次のように考えています。つまり、薬物乱用防止教育は、「こういう悪いことはやっちゃダメ」という道徳教育ではなく、「こういう障害があり、それを予防するための方策が必要だが、万一、その障害を抱えた場合にはちゃんとした回復の手立てがある」という健康教育、メンタルヘルス教育として行われるべきだ、と。

4 「安心して人に依存できない」病

†自傷行為と薬物乱用との関係

先ほど、中高生の薬物乱用ハイリスクの子どもたちには、自傷行為の経験があるといいました。実は私は、リストカットなどの、故意に自らの身体を傷つける行為こそ、「依存症」という現象の最も基底にある病理を象徴しているのではないかと考えています。

自傷行為はしばしば、人騒がせなアピール的な行動、「かまってちゃん」的な行動と勘違いされていますが、これはとんでもない誤解です。様々な研究が明らかにしているのは、自傷行為をくりかえす若者の九割以上の者が、ひとりぼっちの状況で自傷におよび、しかもそのことを誰にも話さず、傷も隠す、という事実です。もしも自傷がアピール的な行動、あるいは「かまってちゃん」的な行動であるならば、自傷をする際には衆人環視のなかですべきでしょうし、自傷したことを吹聴し、それによってできた傷を見せびらかすべきところです。しかし、大半の人はそうせずに秘密にしています。なぜでしょうか。

実は、自傷行為の本質は「孤独な対処法」という点にあります。自傷をくりかえす子どもの多くは、つらい感情――怒りや不安感、恐怖感、焦りと混乱、緊張、あるいは、「生きているのか死んでいるのかわからない」ような一種の離人感――を、誰の助けも借りずに、誰にも相談せずに緩和、軽減するためにやっているのです。

ここで考えてほしいのです。そのようなつらい感情に圧倒された子どもたちは、本来はどのような対処をとるのが正しいのでしょうか。あるいは、私たち大人は子どもに対して、自分では手に負えないようなつらい気持ちに襲われた際には、どのように対処しろと教えるのがよいでしょうか。

まさか、「歯を食いしばれ」とか、「根性で乗り越えろ」ではないはずです。子どもたちが自分の手には負えない、お手上げだというのに、根性もクソもないはずです。正解はたった一つしかありません。それは、「人に相談しなさい」「大人に助けを求めなさい」というものです。それにもかかわらず、彼らは、大人に相談したり、助けを求めたりするのをよしとせず、独力でその困難な事態を乗り切ろうとしているわけです。

†自立とは依存先を増やすこと

なぜ彼らは助けを求めないのでしょうか。

理由は三つほど推測できます。第一に、自分の身近に信頼できる大人がいない可能性です。第二に、信頼できそうな大人はいるものの、大人はとても多忙だし、そもそも自分は「生まれてこなければよかった存在」「価値がない存在」「余計な存在」という思い込みが強く、「こんな自分のために多忙な大人の手を煩わせることはできない」と考えて、相談を控えている可能性です。そして最後に、かつて勇気を出して大人に助けを求めたものの、「問題は解決しなかった」、あるいは「かえって余計にひどい目にあった」という経験をし、それに懲りて助けを求めるのをやめてしまった可能性です。

実際、私のアンケート調査では、自傷経験があり、薬物乱用リスクの高い一割の生徒たちは、他の生徒たちに比べて、「親は信用できない」「学校の先生は信用できない」と、周囲の身近な大人への不信感を表明しています。おそらく彼らは、自身が強い感情に襲われた際には、誰かに相談するというかたちで「人」につながって問題を解決するのではなく、カッターナイフやアルコール、タバコ、あるいは市販薬といった「物」で一時しのぎをする傾向がある人たち、つまり、「人」に依存できずに「物」に依存する人たちなのです。

私は、これこそが薬物依存症の一番根っこの部分にある問題だと考えています。健康で自立した人は、何か問題を抱えたときにはいろんな人に相談し、頼りまくり、依存しまくります。これが大切なのです。いみじくも東京大学先端科学技術研究センター准教授の小児科医であり、自らも脳性麻痺の当事者である熊谷晋一郎先生はこういっています。「自立とは依存先を増やすこと」である、と。

しばしば誤解されていますが、人に依存することは決して悪いことではないのです。ところが、依存症になる人はそれができません。人には誰にも頼らずに、アルコールや薬物という「物」だけで自身の苦境を支えようとしてしまうのです。一時的には苦境をごまかすことができても、長持ちはしません。アルコールや薬物の他にもいろんな人に相談し、頼り、依存していれば、そうはならなかった可能性がありますが、「物」だけではやがて破綻します。そして、その破綻した状態こそが、私たちが「依存症」と呼んでいる病態なのです。

要するに、依存症とは、本質的に「人に依存できない」人がなる病気、つまり「人に依存できない」病です。ですから、依存症からの回復には、人とつながり、そのつながりに依存できるようになることが大切です。

ただし、注意してください。依存症の人たちがそれまで人に依存できなかったのは、たくさんの過酷な体験から人に対する信頼感を失ってしまったからなのです。ですから、たとえ運よく援助者につながっても、「またこの人も自分のことを裏切るのではないか、見捨てるのではないか」という不安が払拭できず、安心して依存することができません。本当に相手が自分の味方なのかを確かめようして、相手を試したり、あるいは、見捨てられないように、しがみついたり、振り回したりしてしまい、最終的にその人とのつながりを自分で破壊してしまいます。

その意味では、依存症とは、単に「人に依存できない」病なのではなく、「安心して人に依存できない」病であるというべきでしょう。だからこそ、薬物依存症からの回復支援において、彼らに様々な機会を与えてつながりを提供し、社会で孤立させない支援が必要なのです。同様にして、薬物乱用防止という観点からも、薬物乱用ハイリスクな子どもたちを孤立させない、人につながり、安心して依存できる情報提供や支援が必要であると考えています。

おわりに

†薬物依存症からの回復を妨げる報道

ここ最近、芸能人や著名人の薬物事件報道は年々過激さを増しています。一例を挙げれば、保釈された芸能人や著名人を追いかけるために、車やバイクだけでなく、ヘリコプターまで動員されます。まるで大量殺人事件の容疑者や、大物政治家の汚職事件並みの取材攻勢です。そして、その人が病院に入院すれば、病院周辺には多数のメディア関係者たちが張り込んで療養環境の安全を脅かし、自宅に戻れば、今度は自宅に押し寄せて家族の人権やプライバシーまでが平気で侵害されてしまいます。こうした取材に関してメディア側からの反省の弁というものを、私は一度として聞いたことがありません。もしかすると、メディアの人たちは、「これもまた社会的制裁の一部、当然の報い」と居直っているのかもしれません。

私は、この数年間、著名人の薬物事件の加熱した報道に接するたびに苦々しく感じてきました。というのも、そのたびに薬物依存症からの回復を願って私のもとで治療を続ける患者の多くが、回復への意欲を阻喪《そそう》してしまうからです。どうやら、世間の人たちが激しく薬物に手を出した芸能人や著名人を糾弾する声を聞いているうちに、「いくら頑張って薬物と縁を切っても、社会には自分が戻れる場所なんてないのだ」と絶望的な気持ちになってしまうようです。

それだけではありません。こうした番組では、要所、要所で、覚せい剤を彷彿させる「白い粉と注射器」のイメージショットがくりかえし挿入され、おどろおどろしい雰囲気を高め、視聴者の恐怖心を煽る効果を醸す工夫がなされています。しかし、そのたびに薬物依存症を抱える当事者のなかには、忘れかけていた覚せい剤に対する欲求を刺激され、苦痛を感じている人が少なくないのです。一部の人は、その欲求を制御することができずに、再び覚せい剤に手を出してしまい、不運にも、そのたった一回の失敗のために逮捕されてしまった人もいます。ですから私は、薬物事件報道が過熱するたびに、「治療妨害はもういい加減にしてほしい」とひそかに憤りを感じてきました。

しかし、よくよく考えれば、マスメディアばかりを一方的に責めることもできないのではないかとも思います。マスメディアがそのような報道を過熱させる背景には、当然、その話題をとりあげることで番組の視聴率が上がるという現実があるからです。そういう意味では、こうした報道を最も望んでいるのは、一般の人々なのではないのでしょうか。

わが国の一般の人々は、薬物に手を出した人、あるいは薬物依存症者に対してとても強い処罰感情を持っています。それはもしかすると遵法精神の表れの一つなのかもしれませんが、私には、そこには、集団リンチと同質の残酷さ、容赦のなさが混じっているように感じられてならないのです。

その意味では、いまから四年前の二〇一四年——大物アーティストの覚せい剤取締法違反による逮捕と危険ドラッグ騒動が最高潮に達した年——は、薬物依存症からの回復支援を社会に正しく伝えることのむずかしさを、それこそ骨の髄まで深く思い知らされた年でした。

本書の締めくくりとして、この二〇一四年に経験した二つの出来事を紹介しておきたいと思います。

†刑罰にはどのような機能があるのか

一つ目の出来事は、その年の六月、薬物問題をとりあげたテレビ番組に出演したときの話です。

番組のなかで私は、専門医の立場から次のような発言をしました。

「刑罰だけでは薬物問題は解決しない。覚せい剤取締法事犯者の再犯率が高いのは、彼らの多くが薬物依存症という病気に罹患しているからだ。刑務所に入ったからといってその病気が治るわけではない。刑罰ではなく治療が必要だ」

自分としては日頃から正しいと考えていることをそのまま話すことができて、勝手にスッキリした気持ちになっていました。しかし、どうやらそれは自己満足にすぎなかったようでした。というのも、その日のうちに番組のポータルサイトには視聴者からのクレームが多数寄せられたからです。曰く、「覚せい剤依存症は病気ではなく犯罪だ。たとえ病気だとしても自業自得だ。クズどもに税金使って治療なんてするな」「あの医者は犯罪者を擁護している。頭がおかしい」「犯罪者には治療ではなく罰を与えよ」「薬物に手を出した奴は死刑にしたらいい」……などなど。

死刑？　正直、私は目の前が真っ暗になる気がしました。そのサイトに書き込まれたコメントが日本人の総意というわけではないのでしょうが、少なくともそのときの私は、「この国の人たちは一億総ネトウヨなのか」「罰だけで人を変えようだなんて、なんてサディスティックな国民なのか」と感じました。

誤解しないでいただきたいのですが、私は刑罰を全面的に否定しているわけではありません。ただ、「なぜこの世には刑罰というものが必要なのか」ということについて、ちょっと立ち止まってじっくり考えてほしいのです。

もちろん、私は法律に関してはまったくの素人ではありますが、自分なりに考えると、刑罰には次の三つの機能があるように思うのです。

第一に、「威嚇」です。つまり、「悪いことをすると罰を受けて嫌な思いをするぞ。だから悪いことをやっちゃダメだよ」と威嚇することで、犯罪を未然予防する働きです。

第二に、「応報」です。つまり、犯罪の被害者が個人的に、「目には目を、歯には歯を」的な復讐をすれば、それこそ復讐された人がまた復讐し……と際限のない憎悪の連鎖となりかねません。ですから、個人による復讐を禁じる一方で、国が責任を持って刑罰を下し、被害者の応報感情をなだめるわけです。同時に、国が法に則って刑罰を下すことで、国民の法律に対する信頼感を高めるという副次的効果もあるでしょう。

そして最後の機能が、「再犯防止」です。犯罪をおかした人に矯正教育を施し、より安全な人間に生まれ変わってもらい、社会で再チャレンジする機会を与えることです。

それでは、ここで、「違法薬物の自己使用」(たとえば、覚せい剤を自身に投与する行為)という犯罪に、この三つの機能をあてはめてみましょう。

まず、「威嚇」です。これは確かに効果があるでしょう。「覚せい剤を使うと、罰を受けて嫌な思いをするぞ」という威嚇は、まちがいなくこれまで多くの人々が覚せい剤に手を出す可能性を低下させ、覚せい剤乱用の予防に貢献してきたはずです。

次に「応報」です。覚せい剤の自己使用という犯罪の被害者は誰でしょうか。「そのまま覚せい剤を使っていると、精神病状態を呈して深刻な暴力事件を起こすおそれがある」という意見もあるでしょうが、「おそれ」の段階では刑罰を与えることはできません。覚せい剤を使うという犯罪行為だけに注目してください。その行為によって、その時点で最も多くの損害を被るのは誰でしょうか――おそらく健康を損なうという点で、使用者本人ということになるでしょう。

でも、そういうと、「害をわかったうえでみずから進んで覚せい剤を使った奴のことを、被害者とはいわない」という反論があるかもしれません。なるほど、そういう視点もありえるでしょう。それでは、本人以外で、覚せい剤の自己使用という犯罪の被害者を探してみると、誰になるでしょうか。

それは、まちがいなく家族です。家族は何も悪いことをしていないのに、家族の誰かが覚せい剤に手を出して逮捕されれば、父親は会社を辞めたり仕事上の大きな支障を被ったりし、母親は世間の厳しい視線に耐えかねて、ちょっとした買い物のための外出さえできなくなります。そしてきょうだいは、せっかく決まりかけた就職が取り消しになったり、婚約が破談になったりし、さらに子どもにいたっては、学校でいじめに遭い、その結果、不登校となってしまうことがあります。

では、そのような被害者である家族は、本人の死刑を望んでいるでしょうか。

なるほど、そうした家族の多くが、なかなか覚せい剤をやめない本人に業を煮やして、「おまえなんか死んでしまえ！」と罵声を浴びせたり、「おまえを殺して私たちも死ぬ」などと思い詰めたりすることはあるでしょう。しかし、それは本心ではないはずです。家族が真に望んでいるのは、「本人が覚せい剤をやめて、ふつうの人生を送ること」なのではないでしょうか。

けれども、欧米に比べて薬物汚染がさほど広がっていないわが国では、多くの人にとって薬物問題は他人事です。自分の家族や恋人、あるいは友人といった身近な人に起きるまでは、薬物など自分には縁のない話、遠くの国のおとぎ話と変わらない感覚なのでしょう。だからこそ、平気で「死刑」だなんて言葉を吐くことができるのです。

話を戻しましょう。

それでは、最後に、刑罰が持つ三つ目の機能、「再犯防止」についてはどうでしょうか。覚せい剤の自己使用という犯罪の再犯防止に、刑罰は有効でしょうか。この答えは、本書をここまで読み進めてくださった方には、改めての説明は不要でしょう。

いかがでしょうか。違法薬物の自己使用に限っていえば、刑罰は本来期待されている三つの機能のうちの一つしか効を奏さないのです。このことは、単に刑罰だけで薬物問題を解決するのが困難である可能性を示しているとはいえないでしょうか。

†必要なのは当事者・家族に対する想像力

二つ目の出来事は、その苦いテレビ出演から一ヶ月後の二〇一四年七月のことです。それまで「脱法ドラッグ」という通称名で呼ばれていた薬物の名称が、正式に「危険ドラッグ」へと変更されたのです。

変更に至った経緯はこうでした。脱法ハーブ乱用による交通事故や暴力事件が社会問題化するなかで、政治家のあいだから、「脱法ドラッグ」という呼び名を問題視する動きが出たことに端を発します。曰く、「「脱法」という呼び名では、あたかも国がその薬物を容認しているかのような誤解を与え、その薬物に対する危機意識を減じてしまうのではないか」というわけです。その意見を受けて、国は名称変更のために国民に広く新しい名称のアイデアを募り、最終的に「危険ドラッグ」という名称に決まったわけです。

当初、私はこの名称がとても嫌でした。「危険ドラッグは危険だ、なんてだじゃれにもならない」と、あちこちで悪口をいって回っていたほどです。

しかしその後、私は衝撃的な事実を知らされることになりました。実は、国民から公募で最も票を集めた名称は、「廃人ドラッグ」というものだったそうなのです。これには、さすがに国の官僚も、「廃人ドラッグはさすがにまずい」と慌てて、最終的に、次点の「危険ドラッグ」に決めたというのが真相らしいのです。

この話を聞いて私は、これが日本国民の薬物問題に対する認識なのだと思い知らされ、ほとほと落胆しました。「廃人ドラッグ依存症」という名前を背負って回復プログラムに日参しなければならない当事者の存在、あるいは、病院で医師からその診断名を告げられ、それを沈痛な気持ちで受け止める本人や家族のことを思いやる想像力が少しでもあったなら、このような残酷な呼称を思いつかなかったはずです。

†「依存症問題の正しい報道を求めるネットワーク」

前述した二つの出来事は、わが国で薬物依存症対策を進めるには、乗り越えなければならない障壁がまだまだたくさんあることを物語っています。

確かに、本書のなかでもくりかえし指摘してきたように、精神科医療関係者は薬物依存症患者を忌避し、その偏見にはかなり「この人たちは本当に医療者なのか」と疑いたくなるほどすさまじいものがありました。しかし、最近一〇年あまりスマープを国内各地に普及させる活動をするなかで、状況が少しずつ変化しているのを感じています。事実、薬物依存症患者を引き受けてくれる医療機関は確実に増えていますし、私たちが年一回、主催しているスマープ実施者養成研修会には、毎年、定員を大幅に上回る受講希望者が殺到しています。こうした状況を目の当たりにするにつけ、「具体的な解決策さえあれば医療者も変わることができる」と実感しています。

しかしその一方で、一般の人々の認識は従来の薬物依存症者＝犯罪者といったものから大きく抜け出せておらず、いまだ「薬物依存症から回復しやすい社会」にはほど遠い現状です。だからこそ、そのような状況を反映して、著名人が薬物事件で逮捕されるたびに、メディアのバッシング報道が年々加熱してきたわけです。

このような状況を少しでも変えたいと願って、二〇一七年一月には、評論家の荻上チキさんや「ギャンブル依存症問題を考える会」代表の田中紀子さんとともに、「依存症問題の正しい報道を求めるネットワーク」を立ち上げ、厚生労働省記者クラブで依存症報道のガイドライン案を発表させていただきました。

その記者発表にどれほど効果があったのかはわかりません。なるほど、あの記者発表以降、著名人が薬物事件で逮捕されても、かつてのようなひどい報道は減じたような気もします。しかし、それでよしとはなりません。というのも、仔細に観察してみると、単に著名人の薬物事件がワイドショーなどで取り上げられる頻度や時間が少なくなっただけだからです。その結果、薬物依存症に関する啓発的な情報発信や、薬物問題に悩む本人や家族に役立つ情報提供の時間まで削られた印象を受けるのです。

強調しておきたいのですが、私は決してメディアに対して、「著名人の薬物問題を報道するな」といっているのではありません。そうではなくて、その機会を活かして、一般の人たちに正しい情報を発信してほしいとお願いしているのです――たとえば、薬物問題には解決策があること、そして薬物依存症は回復することができる病気であること、さらに、刑罰よりも治療・回復支援の方が効果的であることが、すでに数多くの学術的研究によって証明されていることを、多くの人々に伝えてほしいのです。

そのような情報を伝えたうえで、国民一人ひとりに真剣に考えてほしい問題があります。それは、わが国の薬物問題を解決するために必要なのは、サイエンスなのか、それとも、「辱めと排除こそが解決策である」というイデオロギーなのか、ということです。

†迷いを希望に変えるもの

最後に、本書の読者に知っておいてほしいことがあります。

私たちが担当する薬物依存症専門外来では、初診の申し込みをメールで受け付けていますが、かねてから私は、薬物依存症者本人から届くメールには二つの特徴があることが気になっていました。その一つは、深夜に送信されるメールが多いということ、そしてもう一つは、メール送信日は彼らの誕生日前後が多いということです。

この二つの特徴は、私たちにあるイメージを彷彿させずにはおきません。それは、一見、居直って薬物を使い続けながらも、深夜、「もうすぐ××歳になるというのに、このままでよいのか」と迷う孤独な薬物依存症者の姿です。

その迷いを希望に変えるのは治療や支援であって、罰や辱めではない——私はそう信じています。

あとがき

私が、現在勤務する国立精神・神経医療研究センターに赴任したのは二〇〇四年のことです。ですから、もう一四年も同じ職場にいることになります。その間、司法精神医学や自殺予防の担当部署を転々とした時期もありましたが、どの部署にいたときでも、ずっと並行して取り組み続けてきたのが、薬物依存症に関する仕事でした。

本書には、そのような紆余曲折の最近一〇年あまりのあいだ、薬物依存症の治療と回復支援について私なりに必死に考え、実践してきたことが詰め込まれています。

思えば、他の精神科病院と同じく、私の所属機関でも、薬物依存症患者に対する忌避的な感情がとても根強くありました。ですから、かつて私は、周囲からの逆風を感じながら、病院の片隅で、それこそ遠慮がちに薬物依存症患者の診療を始めたものでした。当時は、外来で担当している薬物依存症患者の状態が悪化しても、病棟からの入院を拒まれる――そんな経験も一度や二度ではなく、孤立感に苛まれながらの診療でした。おそらく同僚たちからは、「外来にヤバいヤク中患者を集めて診ている変な医者」と白い目で見られていたことでしょう。

しかし、そのようななかでも、薬物依存症に関心を持ってくれる少数の仲間の存在が、私を支えてくれました。彼らが、率先して薬物依存症に関心を持ち、力を貸してくれたからこそ、私は、診療や研究の合間に、スマープの普及のために国内各地を奔走する、というせわしない生活を続けることができたのだと思います。

そのようにして一〇年あまり粘り強く活動を続けているうちに、少しずつ仲間は増えていきました。そして、ついに昨年九月、当センター内に「薬物依存症治療センター」という看板を掲げることができるまでになったのです。

私なりにつくづく思うことがあります。信頼できる仲間とのつながりを感じながら仕事ができるのは、めったにない僥倖なのではないか、と。なにしろ、それは人に億劫さに打ち克つ力を与え、ときには実力以上の力を発揮させてくれます。

その意味では、いまこうして私が、薬物依存症に関する自分の考えを一冊の本に収める、という忍耐を試される作業を無事に終えられたのも、やはり薬物依存症治療センターの仲間たちのおかげというべきでしょう。

そこで、このあとがきのスペースを使って、薬物依存症治療センターの仲間たちの名前をあげ、日頃の感謝を述べておこうと思います。

まず名前をあげておかなければならないのは、臨床心理士の今村扶美さんです。彼女とは、私がいまの施設に赴任当初からずっと一緒に依存症治療に取り組んできました。彼女の全体を見わたす冷静さと周到な調整力に、何度助けられたことか。薬物依存症治療センターの設立も、彼女なしにはなし得なかったことでしょう。

次に、薬物依存症治療に一緒に取り組んでくれる精神科医に感謝の気持ちを伝えたいと思います。薬物遺伝症外来を担当する船田大輔さん、谷渕由布子さん。それから、病棟で丁寧な入院治療を提供してくれる村上真紀さん、宇佐美貴士さん、山本泰輔さん、前田佳宏さん。あなたたちのおかげで、かつてのわびしい薬物依存症専門外来が、いつしか私が理想とするものに近いチーム医療体制へと成長しつつあります。

薬物依存症に対する医療的資源が深刻に乏しい状況のなかで、国内各地を飛び回って、スマープ実施施設へのスーパーヴィジョンに尽力してきた仲間にも感謝です。近藤あゆみさん、引土絵未さん、米澤雅子さん。あなたたちのおかげで、わが国の薬物依存症治療体制が大きく変化しつつあります。そして、多様な視点と問題意識で活潑な研究を展開してくれている船田正彦さん、嶋根卓也さん、高野歩さん、熊倉陽介さん、古田島浩子さん、菊池美名子さん、伴恵理子さん、富山健一さん、猪浦智史さんにも感謝しています。あなたたちは、将来、きっと薬物依存症研究の新たな地平を拓くはずです。

国立精神・神経医療研究センター病院のスマープは、臨床心理士、精神保健福祉士、看護師、作業療法士など、様々な職種の人たちによって支えられてきました。川地拓さん、山田美紗子さん、出村綾子さん、網干舞さん、若林朝子さん、上野昭子さん、塚田浩行さん、宍戸涼さん、徳田栄作さん、記田博之さん、深田茂さん、南田直範さん、村田雄一さん、高島智昭さん。プログラムの運営と実践、本当に感謝しています。

それから、スマープに欠かせないのが回復者の存在です。加藤隆さんと瓜生美智子さん。いつも当事者の心に沁みる言葉、本当にありがとうございます。

最後に、新書という、多くの人の目に触れる場所での執筆の機会を与えてくださった、筑摩書房第二編集室の河内卓さんにも、心からの感謝を捧げたいと思います。

本書が多くの人に読まれ、人々の薬物依存症者に対する偏見を取り除くことに貢献できればと考えています。そしてその結果、わが国が、孤独な薬物依存症者が人との「つながり」を取り戻しやすい社会となることを心から願っています。

平成三〇年七月

松本俊彦

引用・参考文献

第1章

法務省「平成二九年版犯罪白書」
松本俊彦「日本の精神科医は米国DSM-5をどう読むか――物質関連障害および嗜癖性障害群」『臨床精神医学』第四三巻増刊号、一六六〜一七二頁、二〇一四年
臼井隆一郎『コーヒーが廻り世界史が廻る――近代市民社会の黒い血液』中公新書、一九九二年
友田明美『子どもの脳を傷つける親たち』NHK出版新書、二〇一七年

第2章

嶋根卓也・大曲めぐみ・和田清・邱冬梅「薬物使用に関する全国住民調査」「平成二七年度厚生労働科学研究費補助金医薬品・医療機器等レギュラトリーサイエンス政策研究事業「危険ドラッグを含む薬物乱用・依存状況の実態把握と薬物依存症者の社会復帰に向けた支援に関する研究（研究代表者：嶋根卓也）」分担研究報告書」七〜一六六頁、二〇一六年
嶋根卓也・邱冬梅・和田清「薬物使用に関する全国住民調査（二〇一七年）」「平成二九年度厚生労働科学研究費補助金医薬品・医療機器等レギュラトリーサイエンス政策研究事業「薬物乱用・依存状況等のモニタリング調査と薬物依存症者・家族に対する回復支援に関する研究（研究代表者：嶋根卓也）」分担研究報告書」七〜一四八頁、二〇一八年

立津政順・後藤彰夫・藤原豪『覚醒剤中毒』医学書院、一九五六年
中谷陽二・加藤伸勝・山田秀世他「覚せい剤精神病のせん妄と錯乱」『臨床精神医学』二〇、一九三七〜一九四四頁、一九九一年
Matsumoto T., Kamijo A., Miyakawa T., et al. Methamphetamine in Japan: the consequences of methamphetamine abuse as a function of route of administration, *addiction* 97: pp.809-817, 2002.
松本俊彦・尾崎茂・小林桜児他「わが国における最近の鎮静剤（主としてベンゾジアゼピン系薬剤）関連障害の実態と臨床的特徴――覚せい剤関連障害との比較――」『精神神経学雑誌』一一三巻、一一八四〜一一九八頁、二〇一一年
松本俊彦・成瀬暢也・梅野充他「Benzodiazepines 使用障害の臨床的特徴とその発症の契機となった精神科治療の特徴に関する研究」『日本アルコール・薬物医学会雑誌』四七巻、三一七〜三三〇頁、二〇一二年
松本俊彦・嶋根卓也・尾崎茂他「乱用・依存の危険性の高いベンゾジアゼピン系薬剤同定の試み――文献的対照群を用いた乱用者選択率と医療機関処方率に関する予備的研究」『精神医学』五四巻、二〇一〜二〇九頁、二〇一二年
奥村泰之・稲田健・松本俊彦他「診療報酬改定による抗不安・睡眠薬の高用量・多剤処方の変化」『臨床精神薬理』一八巻、一一七三〜一一八八頁、二〇一五年
奥村泰之「ベンゾジアゼピン受容体作動薬に対する処方抑制施策の国際動向」『月刊薬事』五八巻、三九〜四五頁、二〇一六年
松本俊彦「多剤処方の規制とその背景」『臨床精神薬理』二〇巻、九七五〜九八二頁、二〇一七年
松本俊彦・高野歩・谷渕由布子「全国の精神科医療施設における薬物関連精神疾患の実態調査」「平成二

六年度厚生労働科学研究費補助金医薬品・医療機器等レギュラトリーサイエンス政策研究事業「「脱法ドラッグ」を含む薬物乱用・依存の実態把握と薬物依存症者の「回復」とその家族に対する支援に関する研究（研究代表者：和田清）」総括・分担研究報告書」九五～一二八頁、二〇一五年

松本俊彦・伊藤翼・高野歩他「全国の精神科医療施設における薬物関連精神疾患の実態調査」「平成二八年度厚生労働科学研究費補助金医薬品・医療機器等レギュラトリーサイエンス政策研究事業「危険ドラッグを含む薬物乱用・依存状況の実態把握と薬物依存症者の社会復帰に向けた支援に関する研究（研究代表者：嶋根卓也）」総括・分担研究報告書」一〇一～一三六頁、二〇一七年

谷渕由布子・松本俊彦・立森久照他「「脱法ドラッグ」乱用・依存患者の臨床的特徴――乱用する製品の形状による比較」『精神科治療学』二九巻、一一三～一二一頁、二〇一四年

松本俊彦・宮川朋大・矢花辰夫他「精神症状出現にマジックマッシュルーム摂取が関与したと考えられる二症例」『精神医学』四一巻、一〇九七～一〇九九頁、一九九九年

Matsumoto T., Okada T., Designer drugs as a cause of homicide, *Addiction* 101: pp.1666-1667, 2006.

Matsumoto T., Tachimori H., Tanibuchi Y., et al., Clinical features of patients with designer-drug-related disorder in Japan a comparison with patients with methamphetamine- and hypnotic/anxiolytic-related disorders. *Psychiatry and Clinical Neurosciences* 68: pp.374-382, 2014.

松本俊彦・古藤吾郎・上岡陽江編著『ハームリダクションとは何か――薬物問題に対する、あるひとつの社会的選択』中外医学社、二〇一七年

第3章

法務省法務総合研究所『犯罪白書〈平成二八年版〉再犯の現状と対策のいま』日経印刷、二〇一六年

Wexler H.K., De Leon G, Thomas G, et al., The Amity prison TC evaluation. *Criminal Justice and Behavior* 26: pp.147-167, 1999.

石塚伸一編著『日本版ドラッグ・コート――処罰から治療へ（龍谷大学矯正・保護研究センター叢書）』日本評論社、二〇〇七年

Brown R.T., Systematic review of the impact of adult drug-treatment courts, *Transl Res.* 155: pp.263-274, 2010.

松本俊彦・古藤吾郎・上岡陽江編著『ハームリダクションとは何か――薬物問題に対する、あるひとつの社会的選択』中外医学社、二〇一七年

岡本勝『禁酒法――「酒のない社会」の実験』講談社現代新書、一九九六年

板倉聖宣『禁酒法と民主主義（社会の科学入門シリーズ）』仮説社、一九八三年

Matsumoto T., Tachimori H., Takano A., et al., Recent changes in the clinical features of patients with new psychoactive-substances-related disorders in Japan: Comparison of the nationwide Mental Hospital Surveys on Drug-related Psychiatric Disorders undertaken in 2012 and 2014. *Psychiatry and Clinical Neurosciences* 70: pp.560-566, 2016.

谷渕由布子・松本俊彦・船田大輔他「わが国の依存症専門医療機関における危険ドラッグ関連障害患者の治療転帰に関する研究」『日本アルコール・薬物医学会雑誌』五二巻、一四一～一五五頁、二〇一七年

第4章

White L.W., *Slaying the Dragon*, Chestnut Health Systems/Lighthouse Institute, Bloomington, 1998.（鈴木・山本・麻生・岡崎共訳『米国アディクション列伝――アメリカにおけるアディクション治療と回復

の歴史』特定非営利活動法人ジャパンマック、二〇〇七年)
斎藤学『アルコホリクスの物語――どん底から回生への軌跡(現代のエスプリ　一九八八年一〇号)』至文堂、一九八八年
松本俊彦「臨床ゼミ　アディクション:ゆるやかな共助のためのエチュード(第一回)アディクション――精神医学の「鬼っ子」」『臨床心理学』一三巻、四三五~四四三頁、二〇一三年
松本俊彦・小林桜児「薬物依存者の社会復帰のために精神保健機関は何をすべきか?」『日本アルコール・薬物医学会雑誌』四三巻、一七二~一八七頁、二〇〇八年

第5章

National Institute of Drug Abuse (NIDA) https://www.drugabuse.gov/PODAT/PODAT1.html
Wexler H.K., De Leon G., Thomas G., et al., The Amity prison TC evaluation. *Criminal Justice and Behavior* 26: pp.147-167. 1999.
Kobayashi O., Matsumoto T., Otsuki M., et al., Profiles Associated with Treatment Retention in Japanese Patients with Methamphetamine Use Disorder: Preliminary Survey. *Psychiatry and Clinical Neurosciences* 62: pp.526-532, 2008.
松本俊彦・小林桜児「薬物依存者の社会復帰のために精神保健機関は何をすべきか?」『日本アルコール・薬物医学会雑誌』四三巻、一七二~一八七頁、二〇〇八年
Rawson, R.A., Chapter4 Practical application of treatment strategies. In: Rawson,R.A., *Treatment for Stimulant Use Disorders*. Treatment Improve Protocol (TIP) Series 33, pp.49-78, Substance Abuse and Mental Health Service Administration, Rockville, 1999.

Rawson R.A., Marinelli-Casey P., Anglin M.D., et al., A multi-site comparison of psychosocial approaches for the treatment of methamphetamine dependence. *Addiction* 99: pp.708-717, 2004.
松本俊彦「薬物依存症臨床における倫理――医療スタッフ向け法的行動指針」『精神神経学雑誌』一一五巻（第一〇八回学術総会特別号）、一～九頁、二〇一三年

第6章

Marissen M.A., Franken I.H., Blanken P., et al., Cue exposure therapy for the treatment of opiate addiction: results of a randomized controlled clinical trial. *Psychotherapy and Psychosomatics* 76: pp.97-105, 2007.
松本俊彦・小林桜児「薬物依存者の社会復帰のために精神保健機関は何をすべきか？」『日本アルコール・薬物医学会雑誌』四三巻、一七二～一八七頁、二〇〇八年
Obert J.L., McCann, M.J., Marinelli-Casey P., et al., The Matrix Model of outpatient stimulant abuse treatment: History and description. *Journal of Psychoactive Drugs* 32: pp.157-164, 2000.
Rawson R.A., Obert J.L., McCann M.J., et al., Cocaine treatment outcome: Cocaine use following inpatient, outpatient, and no treatment. In: Harris, L.S., eds. *NIDA Research Monograph Series*, Number 67. DHHS Pub. No. (ADM) 86-1448, pp.271-277, NIDA, Rockville, 1986.
Rawson R.A., Urban R.M., *Treatment For Stimulant Use Disorders*. A Treatment Improve Protocol (TIP) Series 33, Substance Abuse and Mental Health Service Administration, Rockville, Diane Pub Co., 1999.
Rawson R.A., Marinelli-Casey P., Anglin M.D., et al., A multi-site comparison of psychosocial approaches for the treatment of methamphetamine dependence. *Addiction* 99: pp.708-717, 2004.

Emmelkamp P.M.G, Vedel E., *Evidence-based treatment for alcohol and drug abuse: A practitioner's guide to theory, methods, and practice*, Routledge, New York, 2006（P・M・G・エンメルカンプ／E・ヴェデル『アルコール・薬物依存臨床ガイド――エビデンスにもとづく理論と治療』小林桜児・松本俊彦訳、金剛出版、二〇一〇年）

Miller W.R., Motivation for treatment: A review with special emphasis on alcoholism. *Psychological Bulletin* 98: pp.84-107, 1985.

Milmoe S., Rosenthal R., Blane H.T., et al., The doctor's voice: Postdictor of successful referral of alcoholic patients. *Journal of Abnormal Psychology* 48: pp.584-590, 1967.

小林桜児・松本俊彦・大槻正樹他「覚せい剤依存者に対する外来再発予防プログラムの開発――Serigaya Methamphetamine Relapse Prevention Program（SMARPP）」『日本アルコール・薬物医学会雑誌』四二巻、五〇七～五二一頁、二〇〇七年

谷渕由布子・松本俊彦・今村扶美他「薬物使用障害患者に対するSMARPPの効果――終了一年後の転帰に影響する要因の検討」『日本アルコール・薬物医学会雑誌』五一巻、三八～五四頁、二〇一六年

松本俊彦「薬物依存症に対する認知行動療法プログラムの開発と効果に関する研究」「平成二四年度厚生労働科学研究費補助金障害者対策総合研究事業（精神障害分野）「薬物依存症に対する認知行動療法プログラムの開発と効果に関する研究（研究代表者：松本俊彦）」総括・分担研究報告書」一～九頁、二〇一三年

近藤あゆみ・井手美保子・高橋郁絵他「精神保健福祉センターにおける薬物依存症再発予防プログラム「TAMARPP」の有効性評価」『日本アルコール・薬物医学会雑誌』四九巻、一一九～一三五頁、二〇一四年

高野歩・川上憲人・宮本有紀他「物質使用障害患者に対する認知行動療法プログラムを提供する医療従事者の態度の変化」『日本アルコール・薬物医学会雑誌』四九巻、二八〜三八頁、二〇一四年

高野歩・宮本有紀・川上憲人他「日本における薬物依存症に対するe-Healthの可能性――ウェブ版再発予防プログラム「e-SMARPP」の開発と改良」『日本アルコール・薬物医学会雑誌』五一巻、三八二〜三九二頁、二〇一六年

Takano A., Miyamoto Y., Kawakami N., et al. Web-based cognitive behavioral relapse prevention program with tailored feedback for people with methamphetamine and other drug use problems: development and usability study. *JMIR Mental Health* 3: pp.1-17, 2016.

第7章

熊倉陽介・高野歩・松本俊彦「Voice Bridges Project――薬物依存症地域支援のための「おせっかい」な電話による「声」の架け橋プロジェクト」『精神科治療学』三二巻、一四四五〜一四五一頁、二〇一七年

松本俊彦「保護観察の対象となった薬物依存症者のコホート調査システムの開発とその転帰に関する研究」「厚生労働科学研究費補助金障害者政策総合研究事業（精神障害分野）「刑の一部執行猶予制度下における薬物依存者の地域支援に関する政策研究（研究代表者：松本俊彦）」平成二八年度総括・分担研究報告書」一一〜五一頁、二〇一七年

Motto, J.A. & Bostrom, A.G., A randomized controlled trial of postcrisis suicide prevention. *Psychiatric Services* 52: pp.828-833, 2001.

松本俊彦「保護観察の対象となった薬物依存症者のコホート調査システムの開発とその転帰に関する研

究」「厚生労働科学研究費補助金障害者政策総合研究事業（精神障害分野）「刑の一部執行猶予下制度における薬物依存者の地域支援に関する政策研究（研究代表者：松本俊彦）」平成二九年度総括・分担研究報告書」九〜三〇頁、二〇一八年
日本財団「日本財団自殺意識調査報告書」日本財団、二〇一七年

第8章

Khantzian E.J. & Albanese M.J., *Understanding Addiction as Self Medication: Finding Hope Behind the Pain.* Rowman & Littlefield Pub Inc., Lanham. 2008.（『人はなぜ依存症になるのか』松本俊彦訳、星和書店、二〇一三年）
Alexander, B.K., Coambs, R.B., Hadaway, P.F., The effect of housing and gender on morphine self-administration in rats. *Psychopharmacology* 58: pp.175-179, 1978.
Menninger K., *Man against himself.* Mariner Books, San Diego, 1956.

第9章

松本俊彦・古藤吾郎・上岡陽江『ハームリダクションとは何か——薬物問題に対する、あるひとつの社会的選択』中外医学社、二〇一七年
松本俊彦「求められる薬物乱用防止教育とは？——「ダメ、ゼッタイ」だけではダメ」内閣府平成二一年度インターネットによる「青少年の薬物乱用に関する調査」報告書、内閣府、五九〜六七頁、二〇一〇年
Matsumoto T., Imamura F., Self-injury in Japanese junior and senior high-school students: Prevalence

and association with substance use. *Psychiatry and Clinical Neurosciences* 62: pp.123-125, 2008.

Izutsu T., Shimotsu S., Matsumoto T., Okada T., Kikuchi A., Kojimoto M., Noguchi H., Yoshikawa K., Deliberate self-harm and childhood histories of Attention-Deficit/Hyperactivity Disorder（ADHD）in junior high school students. *European Child and Adolescent Psychiatry* 14: pp.1-5, 2006.

Izutsu T., Tsutsumi A., Matsumoto T., Association between sexual risk behaviors and drug and alcohol use among young people with delinquent behaviors. *Japanese Journal of Alcohol and Drug Dependence* 44(5): pp.547-553, 2009.

熊谷晋一郎「ピープル　自立とは、ひとりで生きることではない――誰もがたくさんの人に依存できる社会を目指して　小児科医／東京大学先端科学技術研究センター特任講師　熊谷晋一郎さん」『月刊地域保健』四三巻九号、八〇～八七頁、二〇一二年

依存症問題の正しい報道を求めるネットワーク「「薬物報道ガイドライン」記者会見」http://izon-hodo.net/2017/02/post-83/